MA GROSSESSE
MOIS PAR MOIS

EDITIONS ESI

MA GROSSESSE
MOIS PAR MOIS

Anne Guibert

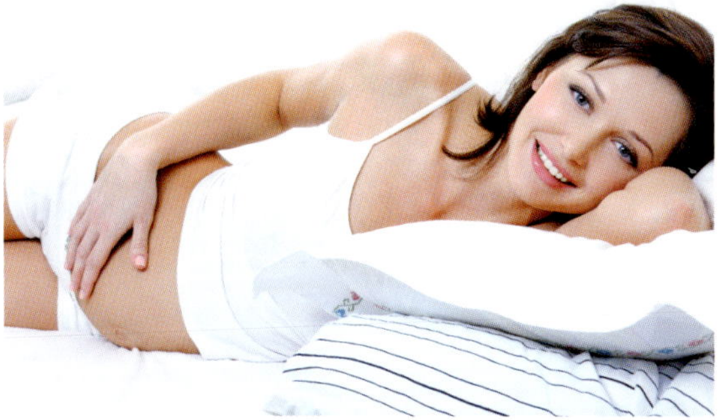

EDITIONS ESI
60, rue Vitruve, 75020 Paris

Imprimé en France par Pollina à Luçon - L52932
Dépôt légal : janvier 2010 - Achevé d'imprimer : janvier 2010 - ISBN : 978-2-35355-317-4 - N° Sofédis : S434208

Sommaire

Introduction

La grossesse se manifeste par de grands changements dans la vie des parents. Vous pourrez d'ores et déjà accompagner votre bébé avec amour et tendresse durant les neuf mois qui précèdent sa naissance.

Attendre un enfant paraît toujours extrêmement simple vu de l'extérieur. Pour les futurs parents, et surtout pour la future maman, c'est une période de grands bouleversements. C'est du bonheur, bien sûr, mais aussi des questions et des doutes pour lesquels on ne trouve pas forcément pertinent de déranger son médecin. Nous avons rassemblé dans cet ouvrage les principaux sujets de préoccupation des futurs parents, de la conception aux premiers jours avec bébé. Vous y trouverez des informations physiologiques comme le développement du fœtus, le fonctionnement des annexes embryonnaires, les mécanismes de l'accouchement, mais aussi pratiques comme les choix d'une préparation à l'accouchement, les soins de beauté de la femme enceinte, les formalités administratives, etc., sans oublier les aspects psychologiques essentiels comme l'apprentissage de la paternité ou la question du *baby blues*. Le point de vue que nous avons adopté ici est chronologique : votre grossesse et le développement de votre enfant sont suivis mois par mois jusqu'à l'accouchement et aux premiers jours de votre nouvelle vie de famille. Ainsi vous pourrez avancer dans votre lecture comme vous avancez dans cette aventure. Chaque chapitre est complété par un encadré qui synthétise le propos ou vous apporte un complément d'information.

Même si le sujet des grossesses à risque et celui des complications sont abordés, cet ouvrage s'adresse principalement aux grossesses non pathologiques. Dans tous les cas, il ne saurait en aucune manière remplacer un avis médical.

Les informations et les conseils pratiques de *Ma grossesse, mois par mois* vous accompagneront, nous le souhaitons, tout au long de cette aventure extraordinaire, pour vous aider à vivre une grossesse heureuse et épanouie et accueillir votre enfant dans les meilleures conditions.

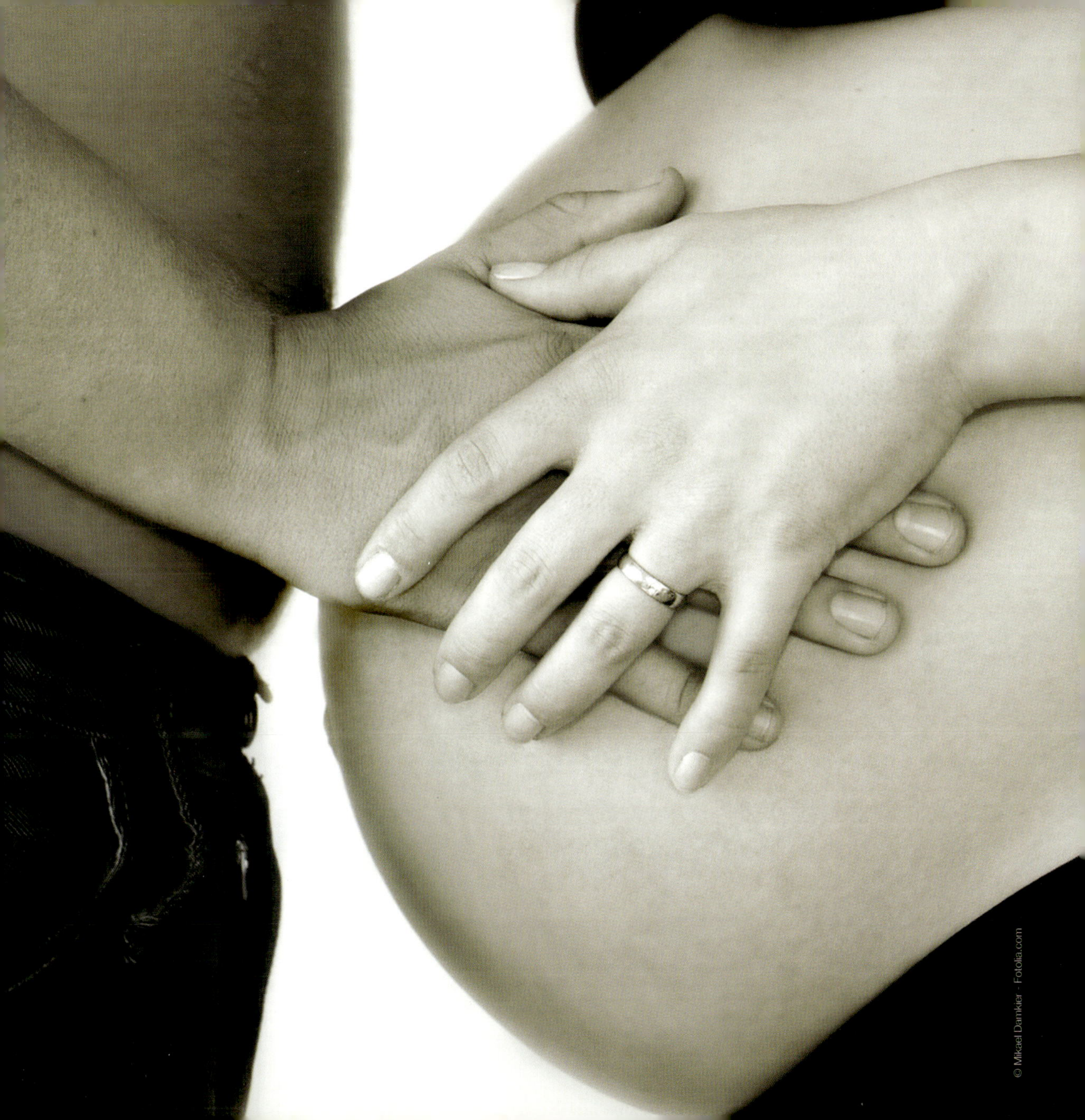

Vous essayez d'avoir un bébé

Tout le monde sait comment on fait les enfants, mais il y a souvent un monde entre le moment de la décision et celui où l'on tombe enceinte. S'il n'existe pas de formule magique, quelques conseils ne vous seront pas inutiles.

Faire un bébé. C'est si simple… et pourtant si compliqué. Pour preuve, il se passe parfois des mois, voire plus d'un an, avant de tomber enceinte.

Rappel de la théorie

Pour voir apparaître un petit plus sur votre test de grossesse, il aura fallu, environ 15 jours auparavant, la rencontre heureuse d'un spermatozoïde et d'un ovule. Ce qui n'est pas gagné d'avance. En effet, sur les millions de spermatozoïdes émis lors de l'éjaculation, seuls 200 au maximum parviendront jusqu'aux trompes où ils pourront attendre 4 jours avant de mourir. De son côté, l'ovocyte libéré par l'ovaire a une durée de vie comprise entre 25 et 48 heures. Ce qui nous donne 4 jours théoriques pendant lesquels l'ovocyte et le spermatozoïde sont susceptibles de se trouver en même temps dans les trompes de Fallope, ce qui ne garantit pas la fécondation.
Certes, vous n'avez pas d'emprise sur ce qui se passe dans vos trompes mais vous pouvez repérer la date à laquelle vous ovulez. Il existe plusieurs méthodes. La plus simple consiste à compter. Si vos cycles sont réguliers et de 28 jours, vous devez ovuler vers le 14e jour, s'ils sont de 35 jours, autour du 21e et s'ils sont de 22 jours, autour du 8e. Si vous n'êtes pas réglée comme une pendule, sachez reconnaître les petits signes de l'ovulation : tension des seins, légère douleur d'un ovaire, présence d'une glaire transparente au niveau du vagin. Une autre méthode consiste à prendre sa température

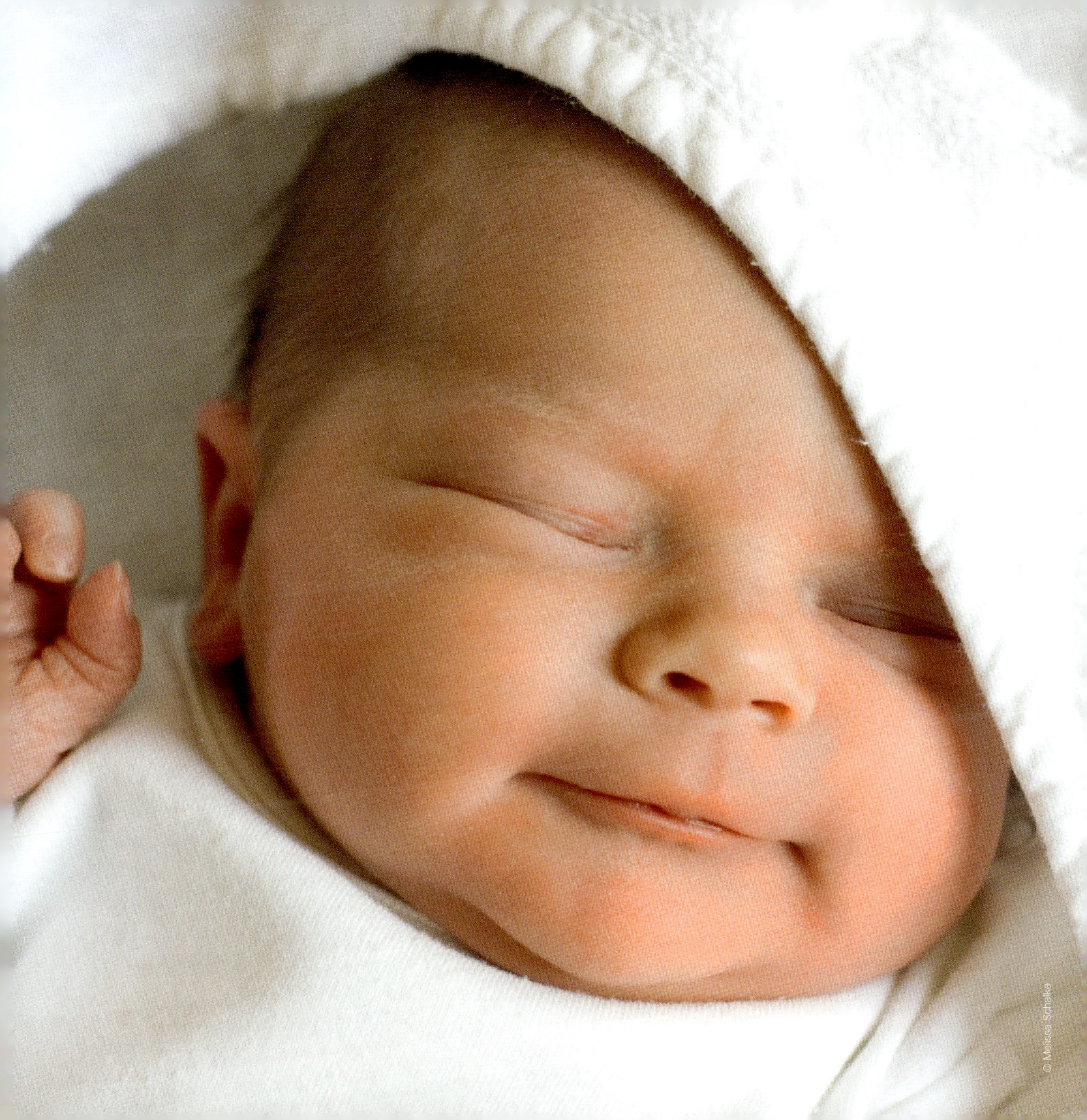

Sachez reconnaître les petits signes de l'ovulation.

et faire une courbe. Cette technique autrefois fastidieuse est aujourd'hui simplifiée, la plupart des sites Internet consacrés aux futures mamans proposant leur outil pour dessiner et interpréter cette courbe. Il existe enfin des tests d'ovulation disponibles en pharmacie, dont le fonctionnement est assez comparable à celui des tests de grossesse et dont la fiabilité atteint 98 %.

Ce que vous pouvez faire

En attendant que la chance vous sourie, vous pouvez d'ores et déjà préparer le terrain. Prenez rendez-vous pour un check-up chez votre gynécologue, cela vous rassurera. Faites le point sur vos vaccins : avez-vous déjà eu la rubéole ? Si ce n'est pas le cas, on vous conseillera de vous faire vacciner au moins trois mois avant toute tentative, cette maladie causant des malformations sur le fœtus. Arrêtez de fumer, le tabac diminue les chances de tomber enceinte. Limitez votre consommation d'alcool et alimentez-vous correctement, ce n'est pas le moment de faire un régime ! Faites également attention aux médicaments et au café. Ces recommandations sont aussi valables pour le futur papa : la consommation d'alcool, de drogues, la cigarette et le café… diminuent la fertilité masculine. Il faut également savoir que la production de spermatozoïdes est sensible à la chaleur. Il vaut mieux donc pour un temps renoncer aux bains, aux saunas et aux vêtements trop moulants.

Et si ça ne marche pas ?

Les médecins recommandent d'attendre un an d'essais infructueux avant de commencer à s'inquiéter et de consulter un spécialiste. Si vous êtes jeune, on vous conseillera sans doute d'attendre encore. En revanche, à partir de 38 ans, le temps joue contre vous ; s'il y a un problème, il est décisif de le diagnostiquer suffisamment tôt pour pouvoir le traiter. Si c'est votre cas, on vous fera passer divers examens, pour découvrir la cause de sous-fertilité (la stérilité totale est un phénomène extrêmement rare) de votre couple. La plupart du temps, il s'agit de blocages psychologiques ou de problèmes passagers. S'il s'agit d'un dysfonctionnement plus sérieux, on saura dans la majorité des cas vous proposer une solution : traitement, fécondation in vitro, opération…

Dès maintenant

- **Tenez un calendrier** pour optimiser vos chances.
- **Ne vous mettez pas la pression,** vous ne finiriez par ne penser qu'à ça.
- **Faites-vous plaisir,** profitez de ces derniers moments de répit.
- **Arrêtez** de fumer tous les deux.
- **Modérez** votre consommation d'alcool tous les deux.
- **Faites l'amour souvent :** une récente étude australienne a montré que la qualité du sperme augmentait avec la fréquence des éjaculations.
- **Ne faites pas** l'amour pour tomber enceinte, cela deviendrait une corvée.
- **Restez allongée** au moins 10 minutes après chaque rapport.
- **Privilégiez** les positions où vous êtes à l'horizontale.
- **Soyez** patiente…

Enceinte ?

Depuis que vous essayez d'avoir un enfant, vous êtes à l'affût du moindre symptôme. Attention, s'il y a des signes qui ne trompent pas, beaucoup peuvent être imputables à d'autres facteurs, y compris à votre désir d'enfant.

En théorie, c'est assez simple : pour ne pas se tromper, il suffit d'acheter un test le jour où on n'a plus ses règles. Sauf que beaucoup de femmes n'ont pas la patience d'attendre jusque-là, surtout quand ce n'est pas le premier essai. On conseille souvent d'acheter les tests de grossesse par plusieurs parce qu'on sait d'expérience que le premier sera fait trop tôt et qu'à ce moment-là, l'hormone à laquelle il réagit n'est encore pas assez concentrée dans les urines. Il est en général efficace dès le premier jour d'absence constatée de règles mais il est conseillé dans ce cas d'utiliser les premières urines du matin, plus concentrées. Si le test est négatif, ne désespérez pas pour autant, et si vos règles ne sont toujours pas apparues au bout de quelques jours, vous pourrez refaire un test. S'il est positif, il n'y a pas de doute à avoir : vous êtes enceinte, félicitations ! Prenez rapidement rendez-vous chez votre gynécologue et repensez complètement votre hygiène de vie.

Si vous ne supportez pas ce suspense d'une quinzaine de jours, être à l'écoute de votre corps vous aidera sûrement à y voir plus clair. En effet, de petits symptômes peuvent être annonciateurs d'une grossesse. Il s'agit de douleurs ou de picotements des mamelons, d'aigreurs d'estomac ou de constipation, d'irritabilité et d'émotivité anormale, de nausées, d'une légère augmentation de la température ou encore de perte d'appétit... Vous en conviendrez, tous ces troubles ne sont pas l'apanage de la grossesse et seul un test et un examen médical pourront dissiper tous vos doutes.

Certaines femmes continuent à perdre du sang tous les mois, ce qui n'éveille pas leurs soupçons : il s'agit de règles dites « anniversaires ». Ces pertes de sang sont généralement moins abondantes et surviennent en

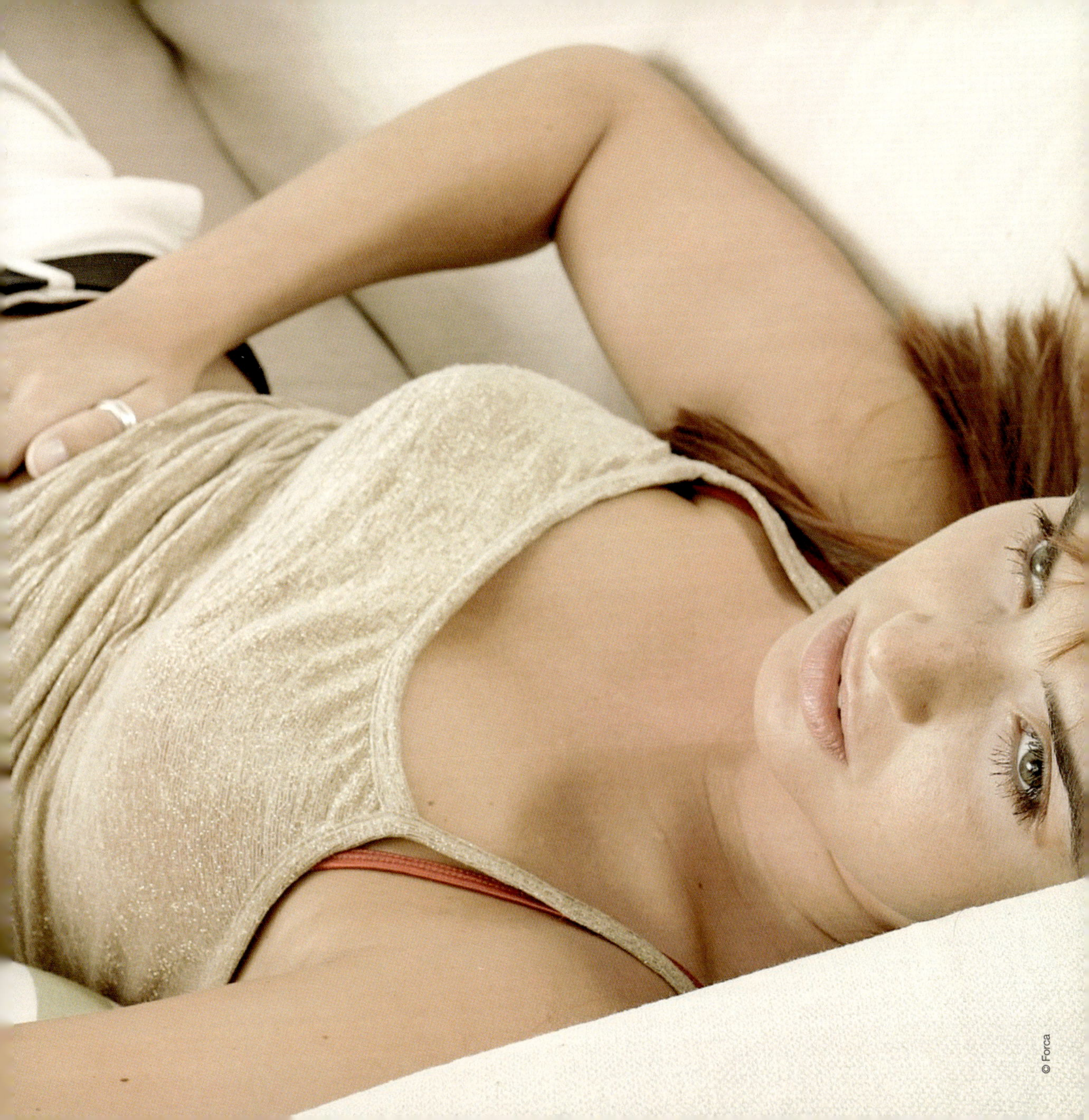

© Forca

> LE TEST URINAIRE NE VOUS DISPENSE PAS DE L'EXAMEN GYNÉCOLOGIQUE.

général un peu avant les vraies. Si vous pensez que c'est votre cas, faites un test et consultez votre médecin qui saura démêler le vrai du faux.

LES TESTS

Le plus couramment utilisé est le test urinaire vendu en pharmacie : il réagit à la présence de l'hormone gonadotrophine chiorinique (HCG), secrétée dès une semaine après la fécondation par le placenta. Sa concentration va augmenter jusqu'au troisième trimestre, c'est pour cela qu'on recommande aux femmes trop pressées qui viennent de constater un test négatif de renouveler l'opération ultérieurement. Notez que certains traitements pour la fertilité peuvent entraîner un faux positif.

L'examen sanguin se base sur la détection de la même hormone. Il peut être effectué dès une semaine après la date présumée de la fécondation.

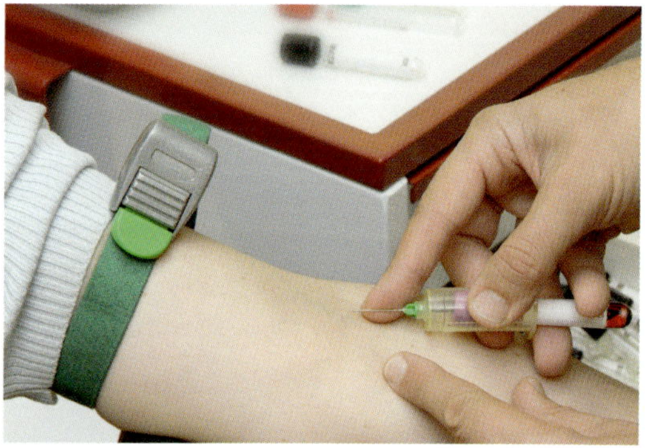

© Dominique Vernier

Attention, ces deux tests ne vous dispensent pas de l'examen gynécologique.

Un examen du col de l'utérus par le gynécologue révélera ou confirmera votre grossesse. En effet, le col est beaucoup plus rigide et fermé chez la femme enceinte. Cet examen vous permettra en outre d'écarter le risque de grossesse extra-utérine.

Si vos tests se révèlent négatifs ce mois-ci, ne perdez pas espoir et commencez dès maintenant à surveiller votre hygiène de vie. Vos chances n'en seront que plus grandes et cela vous fera prendre de bonnes habitudes pour le jour où vous serez finalement enceinte.

VOTRE TEST EST POSITIF ?

- **Arrêtez de fumer** si ce n'est déjà fait.
- **Abstenez-vous** de consommer de l'alcool ou de la drogue quelle qu'elle soit.
- **Diminuez** votre consommation de café, veillez à rester en dessous de 5 tasses par jour.
- **Adoptez** une alimentation équilibrée et ne présentant pas de risques : pas de viande ni de poisson cru ou mal cuit, fruits et légumes soigneusement nettoyés, produits laitiers pasteurisés.
- **Hydratez-vous** suffisamment.
- **Ne prenez plus** de médicaments sans avis médical.
- **Prenez rendez-vous** avec votre gynécologue.
- **Restez éloignée** des produits chimiques.
- **Prenez soin** de vous.
- **Réjouissez**-vous !

Premier trimestre : les premières fois

On dit que les trois premiers mois de grossesse sont les plus difficiles. Entre le choc de la nouvelle, les premières nausées et les examens à la chaîne, il y a en effet de quoi être éprouvée. Survol de ce qui vous attend.

Votre test est positif, vous avez envie de l'annoncer à la terre entière. Mais pour de multiples raisons vous n'avez prévu de l'annoncer qu'après la première échographie, quand vous serez parfaitement sûrs que tout va bien et que la période où le risque de fausse couche est le plus élevé est passée. D'ici là, vous faites profil bas, vous endurez en silence vos premières nausées et vous surmontez tant bien que mal l'envie irrépressible que vous avez de dormir à tout moment. C'est aussi le temps de premières privations qui devront elle aussi passer inaperçues. Vous devrez arrêter de fumer, vous abstenir de consommer de l'alcool et renoncer pour 9 mois à certains aliments qui faisaient peut-être partie de votre alimentation quotidienne. Votre corps commence à changer : assez pour que vous le remarquiez mais pas assez pour que votre entourage ne s'en rende compte. Le phénomène sera le plus visible au niveau des seins : ils vont gagner en volume tandis que l'aréole va voir sa superficie augmentée, prendre une teinte plus brune et commencer à accueillir des tubercules de Montgomery.

Les premiers examens et la première rencontre

Vous êtes sur le point de commencer une aventure médicale comme vous n'en avez probablement jamais vécu et ce premier trimestre va donner le ton : votre première visite médicale chez le gynécologue vous conduira

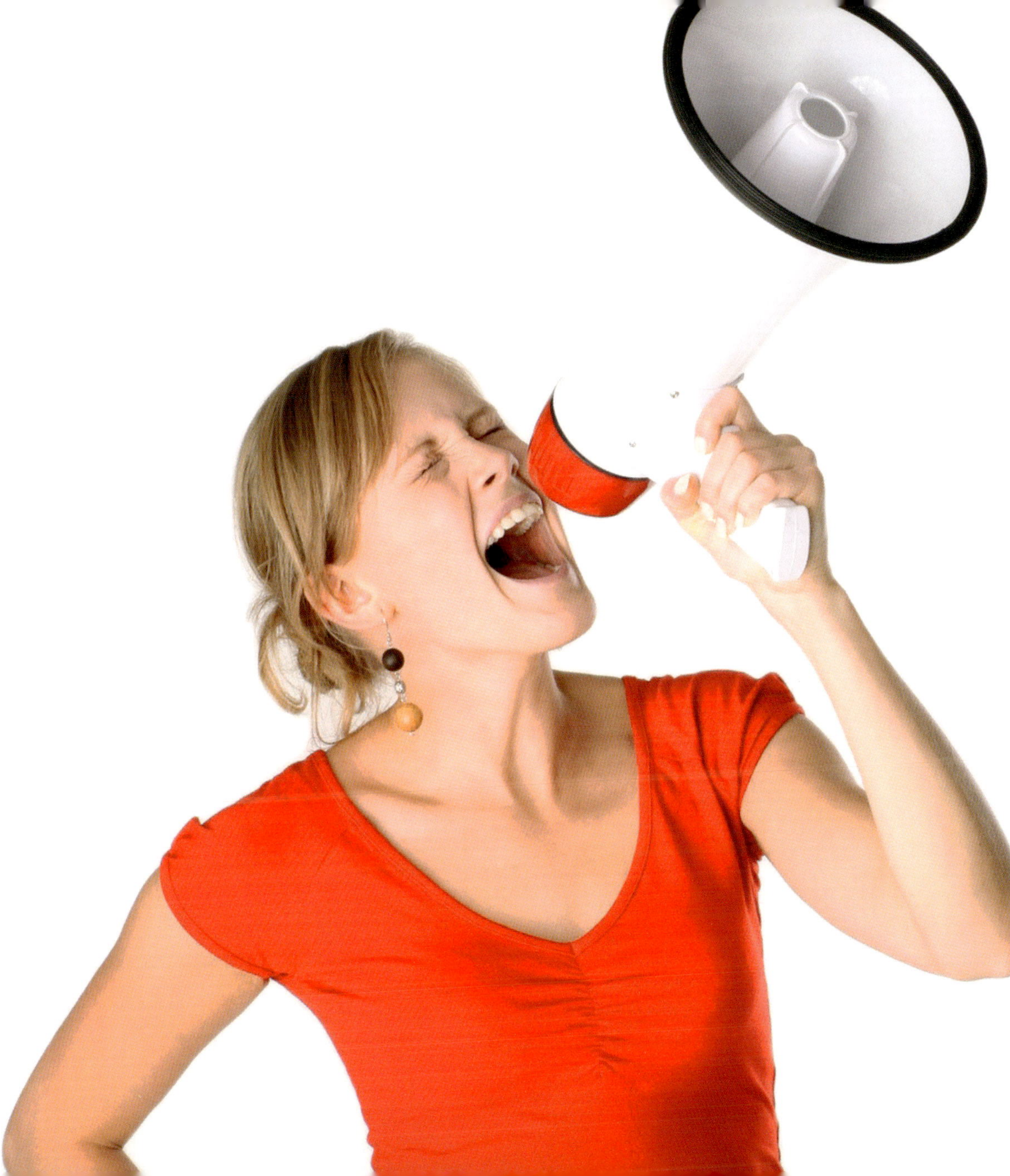

> LA PREMIÈRE ÉCHOGRAPHIE MARQUE EN GÉNÉRAL LA FIN DES DOUTES CHEZ LA MÈRE.

au laboratoire d'analyses pour effectuer les examens qu'on vous aura prescrits. Vous verrez sans doute le médecin plus souvent que ne l'a prévu la sécurité sociale, ne serait-ce que pour vous rassurer. Le troisième mois sera celui de votre première échographie : celle-ci permet de dater précisément la conception et donc de prévoir la date de l'accouchement avec plus de certitude. Cet examen sert en outre à s'assurer du bon déroulement de la formation du fœtus. Ce sera pour vous et votre compagnon l'occasion émouvante de voir pour la première fois la tête, les membres, le ventre et le cœur qui bat de votre enfant. Vous vous en souviendrez toute votre vie.

Les premières inquiétudes

Cet examen marque en général la fin des doutes chez la mère. À l'écoute de son corps en mutation dont elle ne comprend pas toujours les bouleversements, elle s'inquiète souvent, notamment des risques qu'elle a pris avant se rendre compte qu'elle était enceinte (consommation d'alcool, tabac, drogues, radiographies, chutes, etc.). L'échographie remet en général les compteurs à zéro et donne un nouvel élan pour la suite.

Les premiers choix

Même si le terme vous semble encore loin, il va falloir dès maintenant commencer à réfléchir à la façon dont vous allez accoucher. Peut-être n'avez-vous encore pas idée des possibilités qui s'offrent à vous. Renseignez-vous, vous découvrirez qu'il existe bien d'autres façons de donner la vie que celle proposée par la maternité. Ce n'est qu'avec toutes les cartes en main que vous pourrez faire votre choix en connaissance de cause.

Malgré les petits maux et les inquiétudes diverses, à la fin de ce trimestre, vous aurez déjà parcouru un tiers du chemin. Réjouissez-vous, le trimestre qui s'annonce sera plus épanouissant. Vos premiers soucis seront vite oubliés et vous pourrez partager votre bonheur avec ceux qui vous entourent.

Ce trimestre, à faire

- **Prenez** de nouvelles habitudes alimentaires.
- **Arrêtez de fumer** si ce n'est pas déjà fait.
- **Reposez-vous**.
- **Effectuez** votre premier examen.
- **Passez** votre première échographie.
- **Envoyez** votre déclaration à la caisse d'allocations familiales.
- **Déclarez** votre grossesse à votre employeur.
- **Inscrivez-vous** à la maternité ou choisissez une sage-femme libérale.
- **Commencez** à chercher une crèche.
- **Renseignez-vous** sur les démarches de reconnaissance anticipée si vous n'êtes pas mariée.

Votre premier mois de grossesse

Votre entourage ne se rendra probablement compte de rien, mais c'est un cataclysme qui a lieu dans votre corps. Gros plan sur les détails de ce premier mois.

Pour les médecins, la grossesse démarre alors que vous n'êtes pas encore à proprement parler enceinte, le premier jour de vos dernières règles. La grossesse telle que vous l'entendez démarre donc la troisième semaine d'aménorrhée pour un cycle de 28 jours.

Lorsque vous avez la confirmation de votre grossesse, il s'est déjà passé pas mal de choses en vous.

Une semaine après la fécondation, votre muqueuse utérine s'est transformée pour accueillir l'œuf et votre utérus a grossi. Au moment de la nidation, votre corps secrète une nouvelle hormone, l'HCG, celle qui fait réagir le test de grossesse. Vous n'avez vraisemblablement plus vos règles.

Vos seins commencent à être tendus et l'aréole doit gagner en surface et s'assombrir, peut-être de petites glandes commencent-elles à y apparaître.

Des symptômes plus ou moins gênants vont faire leur apparition. Leur présence et leur intensité varient selon les femmes. Peut-être souffrirez-vous de nausées comme une femme sur deux. Elles sont plus fréquentes le matin et peuvent s'accompagner de vomissements. Ce phénomène apparaît généralement au premier mois et cesse au deuxième trimestre. Pour les soulager, évitez d'avoir le ventre vide, dormez suffisamment, fuyez les endroits trop chauds et les odeurs trop fortes. Vous serez sans doute aussi extrêmement fatiguée. Reposez-vous ! Votre corps subit des bouleversements importants,

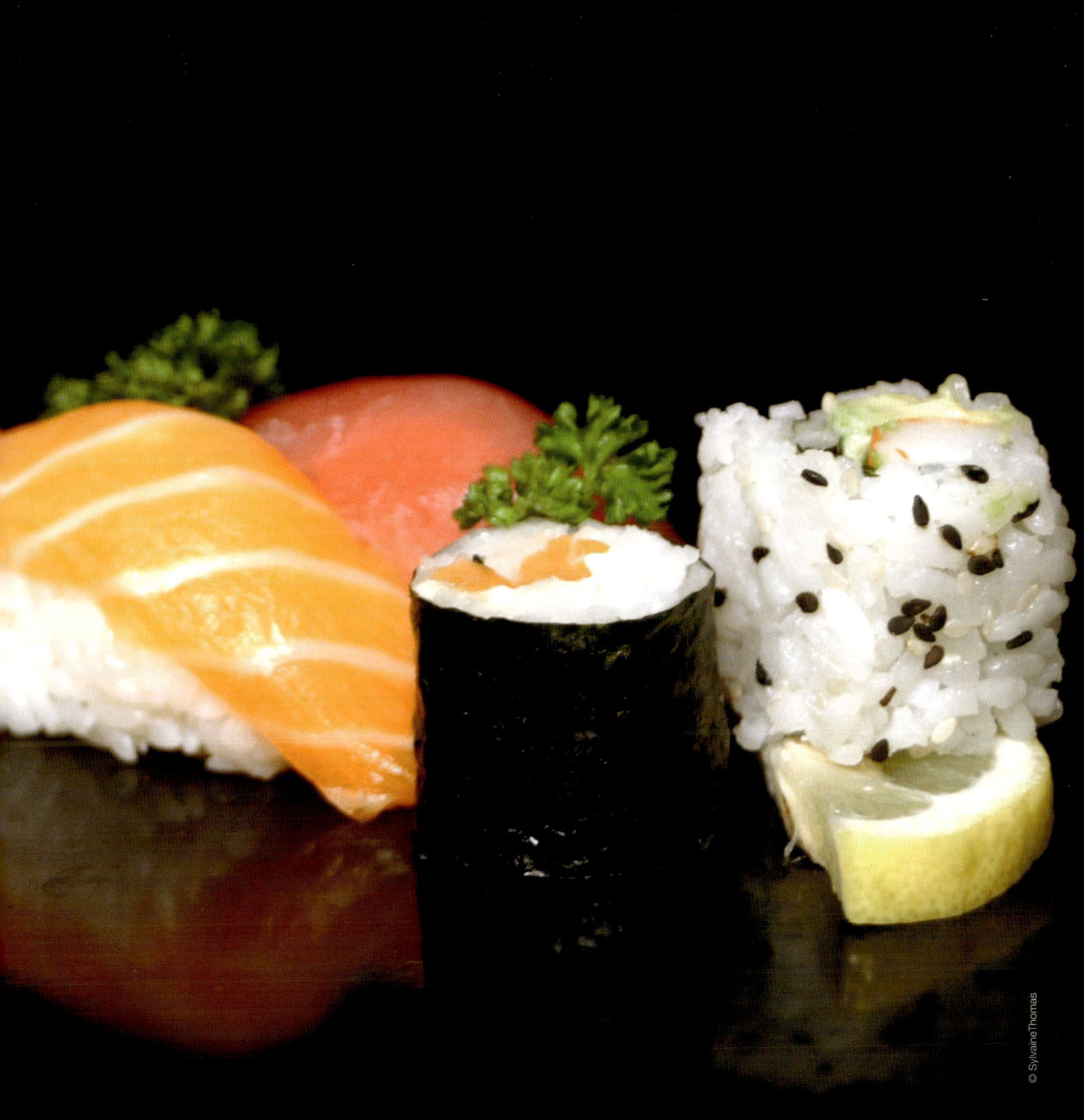

> Il est normal que vous vous inquiétiez.

dormir vous fera le plus grand bien. Enfin vous serez sans doute troublée par de fréquentes envies d'uriner causées par la pression de votre utérus sur votre vessie. Vous feriez mieux de vous y habituer, cela ne va pas cesser de sitôt. Surtout ne diminuez pas votre consommation d'eau : pendant la grossesse vous avez plus que jamais besoin de vous hydrater, buvez au moins 1,5 litre d'eau par jour.

Ne laissez pas vos appréhensions, bien naturelles, vous gâcher la vie. Il est normal que vous vous inquiétiez, ce qui se passe en vous est finalement assez mystérieux et vous n'avez pas les moyens de savoir si tout se passe normalement. Parlez-en avec votre conjoint, vos proches et votre famille, ils feront de leur mieux pour vous soutenir. N'ayez pas peur de questionner votre médecin, il saura vous rassurer.

Une nouvelle vie

Ce mois-ci, vous allez complètement changer vos habitudes de vie. Si vous fumez, arrêtez. En cas de difficulté, faites-vous aider, il existe de nombreuses méthodes dont l'efficacité a été prouvée. Les substituts nicotiniques ne sont a priori pas recommandés pendant la grossesse, consultez votre médecin si vous envisagez cette solution. Renoncez à l'alcool et à la drogue.

Pour vos repas, veillez à adopter une alimentation saine et équilibrée. Lavez soigneusement les fruits et légumes que vous consommez, évitez les plats préparés et ne conservez pas trop longtemps vos restes. Ce n'est certes pas facile si vous avez l'habitude de déjeuner ou de dîner à l'extérieur. En ce cas, ne prenez jamais vos repas dans un établissement où vous n'êtes pas sûre de la fraîcheur des aliments. Renoncez aux fruits de mer, poissons et viande crus ou peu cuits.

Si vous avez un travail très éprouvant, il vous faudra lever le pied. De même pour les sorties. Ce premier mois est capital pour la suite de votre grossesse, ne prenez aucun risque et reposez-vous le plus possible, il sera toujours temps de reprendre une activité soutenue plus tard.

Entre malaises et privations vous devez trouver que le programme n'est pas des plus réjouissants. Mais le résultat vaut le coup, il mérite bien quelques sacrifices. Quant aux désagréments, vous pourrez vous rendre compte qu'ils sont tout à fait supportables. Sachez que la plupart des symptômes décrits ci-dessus s'arrêtent au deuxième trimestre. D'ici là, tenez bon.

À FAIRE CE MOIS-CI

- Remplissez votre réfrigérateur **de produits frais**.
- Prenez rendez-vous chez **votre gynécologue**.
- **Notez toutes les questions** qui vous passent par la tête en vue de ce rendez-vous.
- **Arrêtez** de fumer.
- **Supprimez** l'alcool et la drogue.
- Commencez **à vous renseigner** sur les maternités et sur la façon dont vous voulez que se déroule votre accouchement.
- **Renseignez-vous** sur les façons de garder votre enfant si vous habitez dans une grande ville.
- **Reposez-vous.**
- **Prenez le temps** de parler de cette aventure avec votre conjoint.
- **Réfléchissez** à la façon dont vous allez annoncer la nouvelle.

Le premier mois de votre (futur) bébé

Vous ne découvrez peut-être que maintenant que vous êtes enceinte, mais dans votre corps les bouleversements ont débuté il y a déjà un mois. Retour sur cette révolution.

En seulement 4 petites semaines, l'œuf minuscule (il mesure moins de 0,1 mm) qui est né de la fusion d'un ovocyte et d'un spermatozoïde aura déjà laissé place à un embryon de 4 mm flottant dans le liquide amniotique et relié à vous par le cordon ombilical et le placenta, qui lui assure tout ce dont il a besoin pour son développement et lui permet de grandir.

Les deux premières semaines

Avant toute chose, il y a la rencontre d'un des millions de spermatozoïdes (jusqu'à 300) avec un ovocyte. Cette fusion a lieu dans l'une des deux trompes. La formation de l'œuf, appelée fécondation, aura lieu une heure après environ. Cet œuf qui, à ce moment-là, a la taille d'une mûre, d'où son nom « morula » (petite mûre), va mettre 3 à 4 jours à rejoindre l'utérus où il va s'installer pour s'y développer, c'est ce qu'on appelle la nidation. Les échanges se font alors par une sorte d'enveloppe qui va devenir le placenta, relié à vous par ce qui deviendra le cordon ombilical. Au bout d'une semaine, l'œuf a la forme d'un disque, c'est maintenant un embryon dont les cellules vont devenir des organes selon le plan déterminé par son code génétique. Cela peut sembler fou mais ce minuscule amoncellement de cellules a déjà virtuellement une couleur d'yeux, de cheveux, une taille, etc.

La troisième semaine

Le disque embryonnaire s'allonge et ses cellules se multiplient à une vitesse folle. En fait l'embryon double à peu près de volume tous les

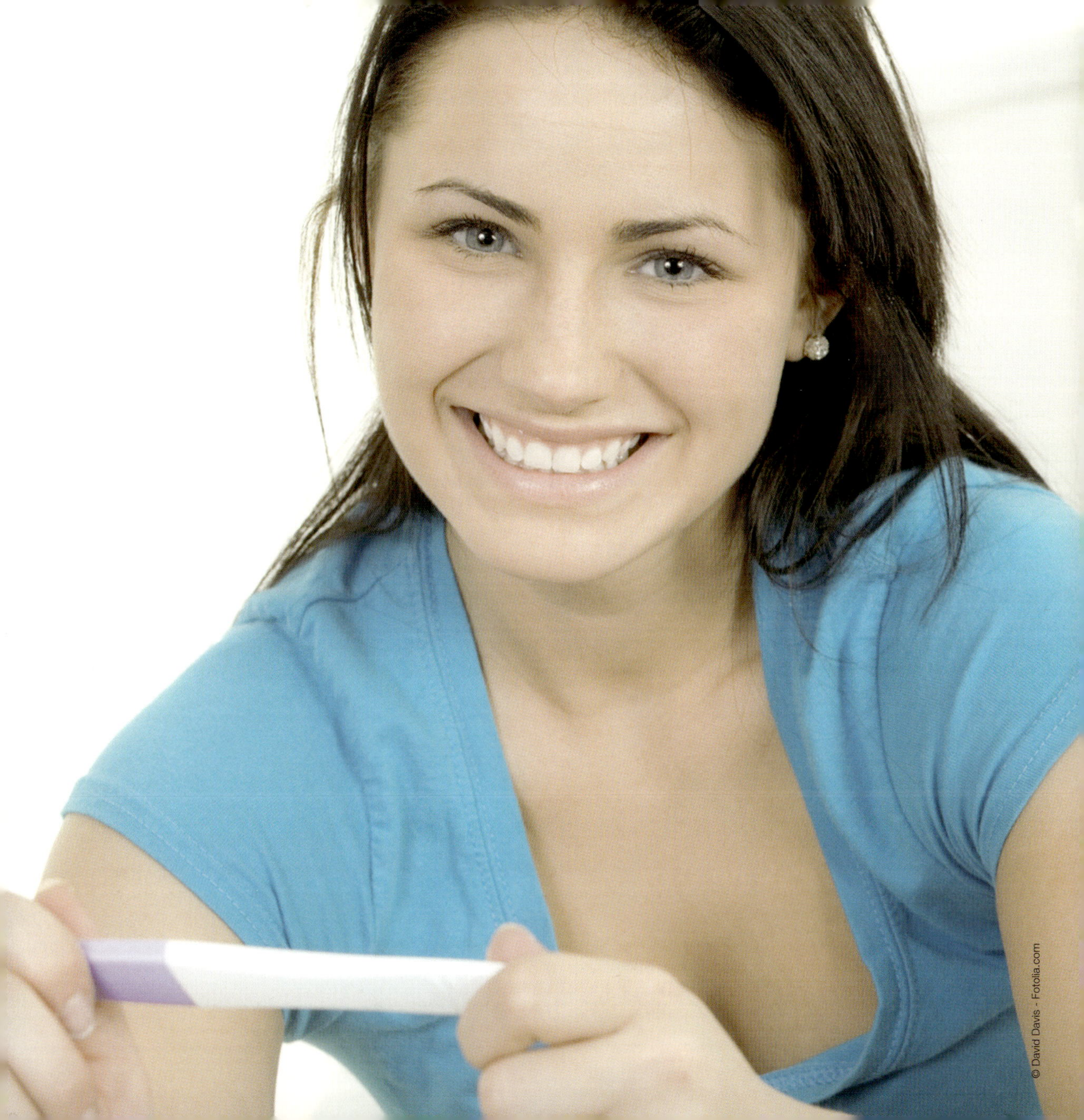

En 1 mois, votre bébé n'aura pas chômé !

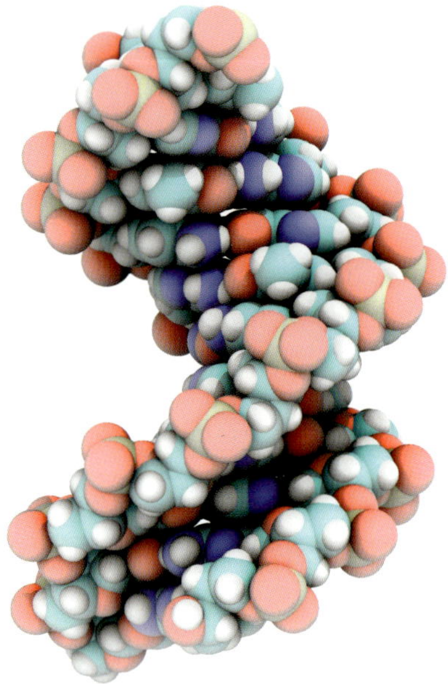

© molgraph3d

jours. Les deux couches qui composent ce disque ont évolué pour former trois couches. De ces trois couches vont dériver toutes les autres cellules à l'origine des organes. Le cerveau, le système nerveux, les nerfs, la moelle épinière ainsi que les poils, la peau et les ongles vont être formés à partir de la couche supérieure. Les organes de l'appareil digestif et ceux de l'appareil respiratoire vont eux dériver de la couche inférieure. Quant à la couche médiane, elle sera responsable de la formation des glandes sexuelles, du cœur et des vaisseaux, et du squelette. Les annexes embryonnaires se précisent : cavité amniotique, placenta et cordon ombilical.

La quatrième semaine

Cette semaine marque une étape décisive. Les cellules qui composent l'embryon vont commencer à former les premiers organes principaux. Le disque embryonnaire va s'enrouler pour prendre la forme d'un cylindre plié en deux endroits pour la tête et la queue. La cavité amniotique se creuse et se remplit de liquide qui va entourer l'embryon. La formation du cœur va voir le développement de tout un réseau sanguin. Dans le même temps, le cerveau, les organes de la digestion et la vessie commencent doucement leur formation. À la fin de cette semaine, l'embryon ressemble à une virgule ou un haricot de moins de 4 mm. Il a une tête avec une bouche, un cœur et un cerveau qui commence à se développer. On peut déjà distinguer les bourgeons des membres.
Pendant ce premier mois, votre bébé n'aura pas chômé ! D'une minuscule cellule, il a su se développer pour devenir un embryon où tous les organes ont commencé leur croissance.

En bref

- **Jour 1 :** l'œuf ou zygote est formé.
- **Jours 2-3 :** la cellule va se diviser jusqu'à former un amas de 16 cellules appelé « morula ».
- **Jour 4 :** l'œuf entame son voyage qui le mène jusque dans la cavité utérine.
- **Jour 7 :** nidation.
- **Semaine 2 :** formation du disque embryonnaire et développement des annexes.
- **Semaine 3 :** distinction des 3 couches du disque.
- **Semaine 4 :** début de la formation des organes.

Votre 2e mois de grossesse

Après le choc de la nouvelle et l'annonce aux personnes les plus proches, votre préoccupation principale est sans doute de ne pas éveiller les soupçons de ceux que vous côtoyez tous les jours...

Vous avez sans doute choisi de garder la nouvelle pour vous jusqu'à la première échographie, c'est le cas de la plupart des couples. Il est effectivement plus facile de tenir sa langue quelques mois que d'avoir à se justifier à la chaîne si la grossesse tourne mal.
En attendant, votre corps, lui, vous rappelle sans doute tous les jours la bonne nouvelle et l'avancée du projet. Ce mois-ci votre utérus va encore grossir et vos seins vont commencer à prendre une forme beaucoup plus maternelle. Peut-être ce changement d'aspect sera pour vous l'occasion de commencer à réfléchir à la question de l'allaitement. En attendant d'être fixée, pensez à adapter votre lingerie à ces nouvelles formes et à bien hydrater votre peau. Pour préserver la beauté de vos seins, préférez les douches que vous pourrez achever si vous en avez le courage par un jet d'eau froide. Vous pouvez également effectuer de petits exercices quotidiens qui renforceront votre « soutien-gorge » naturel.
Pour ce qui est des désagréments du 2e mois, ils sont sensiblement identiques à ceux du premier : nausées éventuellement accompagnées de vomissements, maux d'estomac, émotivité, déprime même parfois, hypersomnie... Et il y a de quoi être fatiguée : pour nourrir cet être en construction, vous avez besoin de 4 à 6 litres de sang de plus, d'où une augmentation de la tension et l'impression d'avoir les jambes lourdes. Chaque inspiration devra apporter plus d'oxygène à votre sang, vous respirerez plus

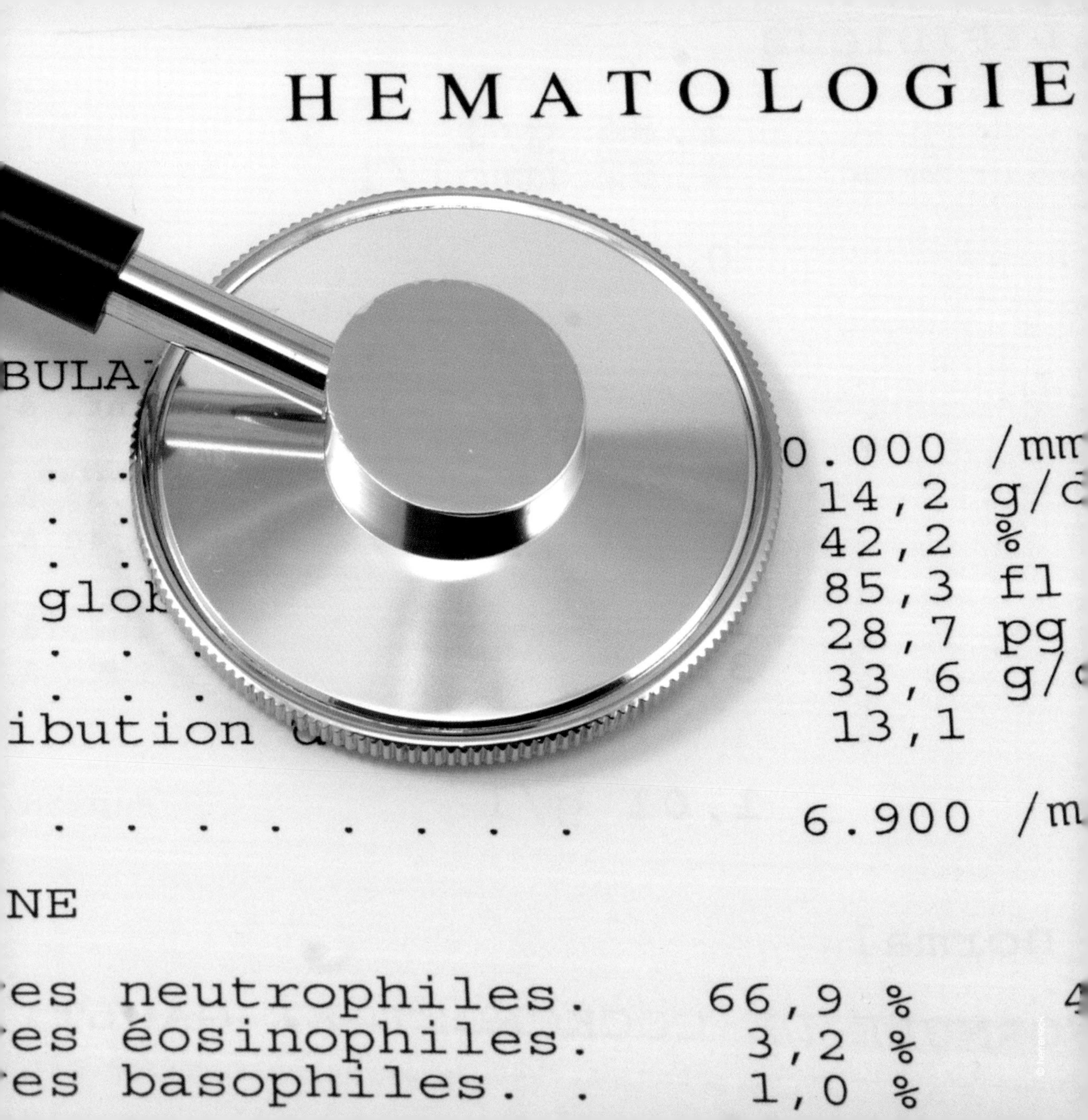
HEMATOLOGIE
BULA
0.000 /mm
14,2 g/
42,2 %
glob
85,3 fl
28,7 pg
33,6 g/
ibution
13,1
6.900 /m
NE
es neutrophiles. 66,9 %
es éosinophiles. 3,2 %
es basophiles. . 1,0 %

> Avant la fin de ce mois, vous devrez passer votre première consultation obligatoire.

vite et serez donc essoufflée. Vos reins seront extrêmement sollicités et travailleront pour deux.

Vous devrez rester particulièrement vigilante ce mois-ci, le risque de fausse couche n'étant pas encore écarté. Respectez votre régime alimentaire et les règles d'hygiène élémentaires, buvez suffisamment et modérez vos efforts. Si vous perdez du sang et que vous avez mal au ventre, consultez immédiatement votre médecin.

Avant la fin de ce mois, vous devrez passer votre première consultation obligatoire. Elle est assurée soit par votre gynécologue soit par une sage-femme. C'est au cours de cette consultation que votre dossier va être constitué, le rendez-vous est donc assez long.

Il commencera par un interrogatoire rigoureux sur vos antécédents médicaux personnels et familiaux et sur votre style de vie. Ces informations permettront d'évaluer si votre grossesse est à risque et de prévoir un suivi conséquent.

Le rendez-vous se poursuivra par un examen général complet (du type visite médicale) puis par un examen gynécologique des seins, du col de l'utérus et du corps utérin.

On vous prescrira des analyses complémentaires d'urine, de sang et des sécrétions vaginales que le gynécologue aura prélevées durant l'examen. Ces analyses permettront de dépister infections et maladies. Le bilan sanguin déterminera notamment si vous êtes immunisée ou non contre la toxoplasmose. Si le résultat est négatif, il faudra redoubler de vigilance : veiller à ce que la viande que vous consommez soit bien cuite, manger les fruits et légumes cuits de préférence et éviter le contact avec animaux et particulièrement les chats.

À la fin de ce mois et après cette consultation, beaucoup de vos questions auront trouvé des réponses. Vous commencez sûrement à vous habituer à cette nouvelle situation. Continuez comme ça, vous êtes sur la bonne voie.

Ce mois-ci **À faire**

- **Consultez** votre gynécologue si vous ne l'avez toujours pas fait.
- **Envoyez** vos papiers à la sécu.
- Trouvez un **bon soutien-gorge** qui saura vous soutenir sans vous comprimer.
- **Hydratez** votre peau copieusement.
- Conservez **une hygiène** de vie adaptée.
- **Réfléchissez** à la façon dont vous allez l'annoncer.
- Cherchez **une crèche.**
- Inscrivez-vous **à la maternité.**
- Gardez **une activité sportive** (pas de sports dangereux, cela va de soi).
- **Réfléchissez avec votre conjoint** à la façon dont vous allez mettre cet enfant au monde.

Le 2e mois de votre (futur) bébé

Encore un mois de profond développement qui s'annonce. Sa taille va augmenter de façon prodigieuse et la formation des organes commence sérieusement. Tout un programme !

D'une taille de 5 mm du début du mois, les mensurations de votre futur bébé vont évoluer jusqu'à 3 cm au début du 3e mois. Tout au long de ce mois, son corps va s'affiner doucement jusqu'à commencer à ressembler à un bébé. Dès la 2e semaine, les différentes couches de cellules en surface commencent à former l'épiderme. La 7e semaine, le bébé a des mouvements réflexes dont vous ne pourrez vous rendre compte pour l'instant, son activité cardiaque est perceptible au Doppler. C'est aussi le début de l'ossification.

Une transformation visible

Sa tête qui est encore repliée contre son torse va connaître une augmentation du volume impressionnante du fait du développement rapide du cerveau. De fait, elle semble disproportionnée par rapport au reste du corps. Il faut attendre la 7e semaine pour la voir séparée du tronc par le cou. Durant le mois, le corps va peu à peu se redresser.

Les membres, qui commençaient à apparaître sous forme de bourgeons à la fin du mois dernier vont s'allonger, les bras d'abord, et s'affiner au niveau des extrémités, chevilles et poignets. La 9e semaine, les bras peuvent se plier au niveau du coude et du poignet puis les jambes au niveau du genou et de la cheville. Les doigts et les orteils se dessinent peu à peu.

Le visage se compose, la bouche, le nez, les yeux et les oreilles d'abord esquissés vont

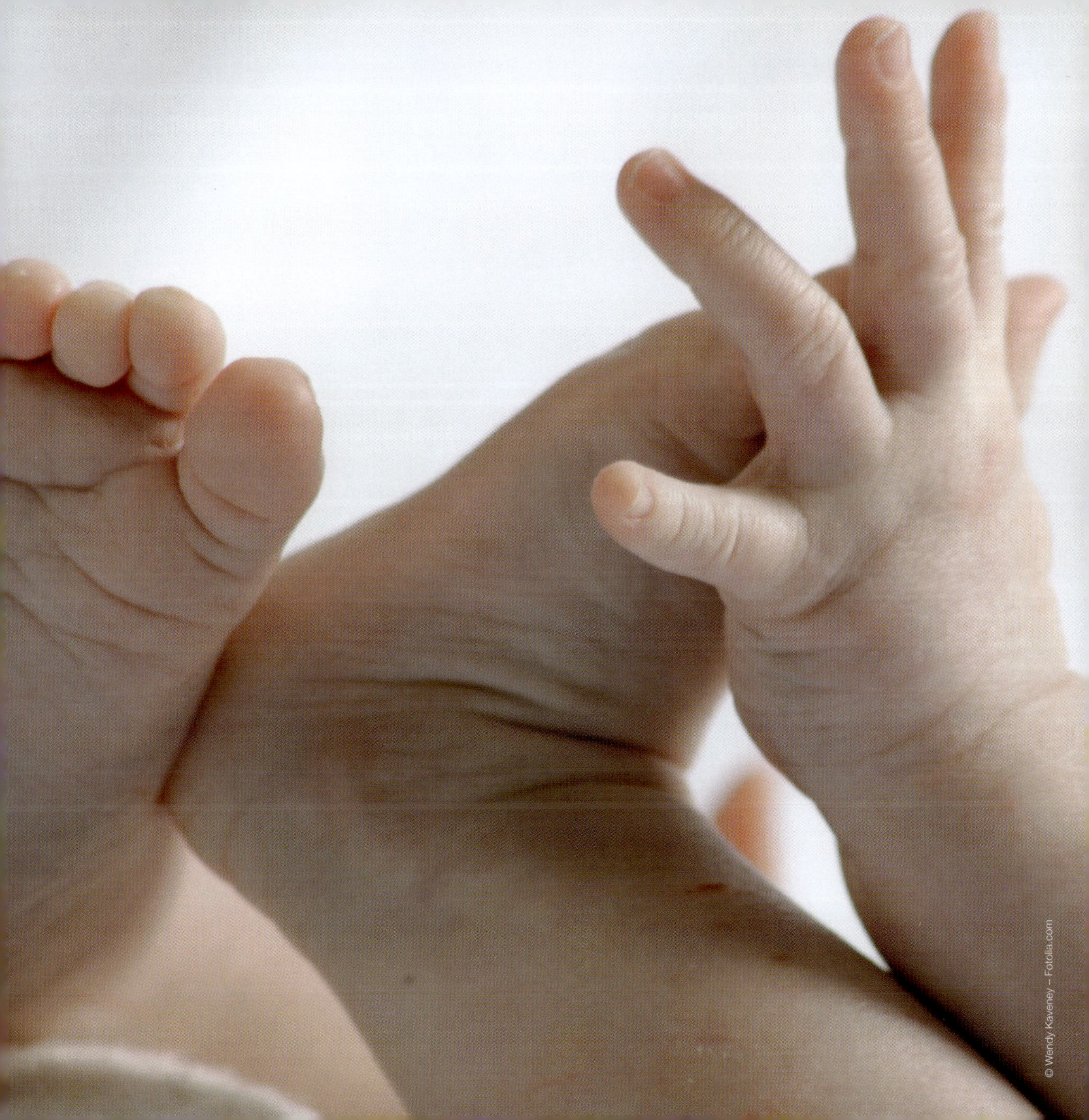

DURANT CE MOIS, LE CORPS VA PEU À PEU SE REDRESSER.

s'affiner au cours des semaines à venir. Les yeux fermés par les paupières, qui semblent énormes, vont commencer à se rapprocher. La 6e semaine voit apparaître une lame dentaire nécessaire au développement futur des dents et la langue. La 7e semaine, c'est le tour des paupières et des fosses nasales de la lèvre supérieure. L'œil est déjà bien développé : le nerf optique est terminé, les rétines et le cristallin sont en plein développement. Les oreilles (encore au niveau de la bouche) et le nez sont bien reconnaissables la 8e semaine.

LES ORGANES INTERNES

Le développement du cœur, du foie et de l'intestin est plus rapide que celui du corps, de ce fait ils semblent un peu disproportionnés et ne peuvent occuper leur place définitive.

Le cœur est énorme : il forme une proéminence dans l'abdomen, ses battements sont très visibles à l'échographie. La séparation entre ventricule droit et gauche a lieu la 7e semaine. Le développement du cœur s'achève à la fin de la 8e semaine. Le foie qui continue sa croissance est également d'une taille impressionnante, il fait une bosse à la surface du thorax. Les anses de l'intestin, dont la croissance est prodigieuse, sortent de la cavité abdominale pour se replier sur le cordon ombilical.

Le futur estomac s'annonce et finit sa formation à la fin de la 6e semaine, tandis que le pancréas continue sa croissance. L'intestin et le système urinaire (les reins et leur réseau tubulaire) se rejoignent en une zone appelée cloaque qui va se diviser en deux zones distinctes la 7e semaine : à l'avant le canal uro-génital primitif et à l'arrière, le canal ano-rectal.

La 6e semaine, les cellules sexuelles sont en place. Les glandes commencent à se former la 8e semaine bien qu'on ne puisse en aucun cas repérer encore le sexe de l'enfant.

PREMIER DIVERTICULE RESPIRATOIRE BOURGEONNE

Le cordon est énorme, la veine et les deux artères ombilicales sont fonctionnelles tandis que le placenta continue sa formation.

À la fin ce mois, on peut dire que le principal est fait. Les 7 mois qui arrivent vont venir peaufiner tout le travail qui vient d'être réalisé. Vous pourrez très prochainement vous rendre compte des progrès grâce à la première échographie.

QUESTION DE TAILLE

- À **5 semaines de grossesse**

  (7 semaines d'aménorrhée), **l'embryon mesure 7 mm**.
- À **6 SG** (8 SA), il mesure **17 mm**.
- À **7 SG** (9 SA), il mesure **22 mm**.
- À **8 SG** (10 SA), il mesure **3 cm**.
- Pendant ce mois il va atteindre le poids de **3 g**.
- À la fin du mois **votre utérus aura la taille d'une orange**.
- **Les données de poids et de taille sont indicatives**, il n'y a aucune raison de s'inquiéter si les vôtres ne sont pas identiques.
- Seul le gynécologue peut juger de **la taille de l'embryon**.
- Les mesures effectuées lors de l'échographie viendront confirmer ou rectifier **la date de conception**.
- Dorénavant, votre futur enfant est **un fœtus**.

VOTRE 3E MOIS DE GROSSESSE

Ce dernier mois du premier trimestre marque une étape décisive dans votre grossesse. C'est la première échographie et la déclaration de grossesse. Vous êtes officiellement enceinte !

Peut-être sentez-vous une légère amélioration des symptômes qui devraient ne plus trop vous ennuyer les mois prochains. S'ils persistent, c'est on ne peut plus normal. Ils sont dus à l'imprégnation d'hormones mais aussi à l'augmentation de votre masse sanguine ; il faut du temps pour s'y faire. Votre cœur bat plus vite, vous êtes essoufflée. Votre utérus continue sa transformation : il grossit et bascule doucement vers l'avant. Vous commencez à vous sentir enceinte, il est probable que vous vous arrondissiez un peu, même si vous n'avez probablement pas encore pris de poids.

PRENEZ SOIN DE VOUS

Côté alimentation, ne vous privez pas mais ne vous gavez pas non plus. Faites attention au retour de l'appétit si vos nausées s'estompent. Privilégiez la qualité, les fruits et légumes (cuits à la vapeur de préférence, pour conserver les vitamines), et les produits céréaliers complets. Pour la forme, essayez de maintenir une activité physique régulière, marche ou piscine pour les moins aguerries. N'oubliez pas de vous tartiner de crème les seins, le ventre, les hanches, les fesses et les cuisses. Si c'est l'été, ne sortez pas sans chapeau et enduisez-vous le visage de crème protectrice à fort indice, cela vous préservera du masque de grossesse. Vous devriez sentir une amélioration de la qualité de vos cheveux, ils sont moins gras, plus épais et leur chute est ralentie. Il se peut que les savons que vous utilisiez auparavant provoquent irritations et

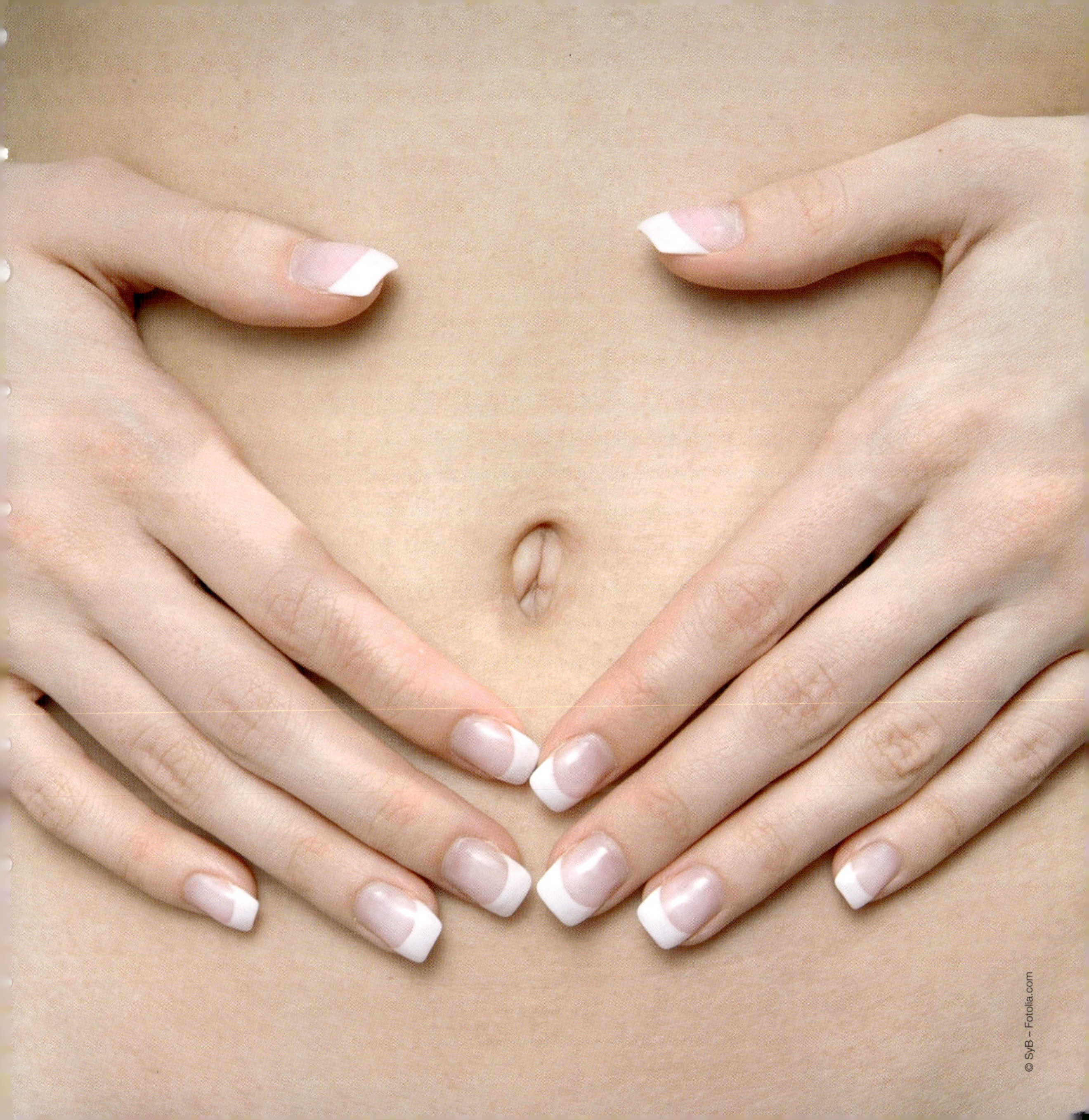

Vous commencez à vous sentir enceinte.

démangeaisons. Utilisez de préférence un savon doux en particulier pour la toilette intime. Rincez-le bien après chaque usage et veillez à changer très régulièrement vos serviettes de toilette. Les douches vaginales sont proscrites parce que nuisibles à la flore bactérienne protectrice.

Le bon moment

Les trois mois fatidiques sont passés, le risque de fausse couche précoce est éliminé. C'est le moment de l'annoncer à tout le monde et en particulier à votre employeur si vous souhaitez continuer votre collaboration sous les meilleurs auspices. Si vos rapports sont bons, vous pouvez lui dire de vive voix ou lui envoyer un mot. Sinon, préférez la lettre recommandée avec AR. Vous n'oublierez pas de préciser les dates de votre congé maternité. Dès lors, vous pourrez vous absenter pour vos examens divers. Si vous êtes à la recherche d'un emploi, vous avez exactement les mêmes droits que toute employée quant au congé maternité. Renseignez-vous auprès de votre Pôle emploi pour connaître les démarches.

La première échographie

Elle a généralement lieu avant la 14e semaine de grossesse. Elle peut être effectuée par votre gynécologue s'il est équipé, dans un cabinet ou à la maternité. C'est un grand moment pour vous et votre conjoint s'il choisit d'y assister. A priori, c'est la première rencontre avec votre bébé. Cette échographie vous permettra d'ancrer votre grossesse dans la réalité et très souvent de calmer des angoisses irrationnelles. Les images que vous allez voir ne sont évidemment pas très claires et vous aurez besoin du regard exercé du praticien pour tout décoder. Le rôle médical de cette échographie est de calculer la date de la fécondation et donc celle de l'accouchement. Il sert aussi à s'assurer du bon déroulement du processus, déceler des anomalies éventuelles et des grossesses multiples. La plupart du temps elle est effectuée par voie vaginale à moins qu'on ne vous demande de boire avant.

Vous arrivez au terme de ce premier trimestre qui a dû vous paraître, ne serait-ce que pour sa teneur en émotions, particulièrement éprouvant. Le prochain trimestre s'annonce plus épanouissant : vous êtes officiellement enceinte, tout le monde est aux petits soins pour vous et vous allez bientôt sentir votre bébé bouger.

Prévenir la constipation

- **La constipation est un phénomène très courant** pendant la grossesse.
- **Elle est due** au relâchement des muscles de l'intestin sous l'effet de la progestérone et à la pression de l'utérus sur les intestins.
- **Privilégiez** une alimentation riche en fibres : fruits et légumes, produits céréaliers complets, fruits et légumes secs.
- **Évitez** les produits raffinés tels que le riz blanc ou le pain blanc.
- **Buvez** beaucoup.
- **Marchez ou pratiquez une activité physique régulière :** au moins 30 minutes de marche par jour.
- **Ne vous retenez pas.**
- **Ne prenez aucun remède** même homéopathique sans avoir consulté votre médecin.
- **Si vous ne constatez aucune amélioration,** consultez votre médecin.

Le 3e mois de votre (futur) bébé

Ce mois-ci, vous aurez sans doute l'occasion d'observer votre bébé pour la première fois à l'échographie. Concrètement, vous n'allez cependant pas « voir » grand-chose. Pourtant, votre bébé se construit à grands pas.

Signe de ce développement intense, on peut maintenant mesurer le fœtus de différentes manières : du vertex (un point qu'on considère comme le sommet du crâne) au repère lombaire (la courbure de la queue originelle), du vertex au coccyx ou bien encore du vertex aux talons. La dernière mesure est moins volontiers utilisée, le fœtus étant rarement jambes tendues.

En ce troisième mois, votre bébé va passer de 4 cm (de la tête au coccyx) à 8 cm. Sa tête qui s'arrondit et se redresse petit à petit représente encore le tiers voire la moitié de son corps. Son visage va pourtant en s'affinant même si son front reste assez proéminent. Le nez et la lèvre supérieure continuent à se dessiner. La 9e semaine voit l'apparition du nerf et des bulbes olfactifs qui seront opérationnels à la 13e semaine. Les yeux toujours recouverts de tissus qui deviendront les paupières se rapprochent sensiblement. Les oreilles quant à elles commencent à remonter vers les tempes. À la 10e semaine de grossesse, on peut voir les bulbes des dents d'adulte se former sous la ligne des dents de lait. Vous ne pouvez pas l'entendre mais les cordes vocales sont également en place. Plus tard dans le mois, commenceront à apparaître les organes génitaux, mais vous devrez encore patienter pour les voir et enfin savoir si votre enfant est une fille ou un garçon. À la 13e semaine, la mélanine, responsable de la pigmentation de la peau, des cheveux et des yeux commence son travail. Les bulbes pileux font naître un

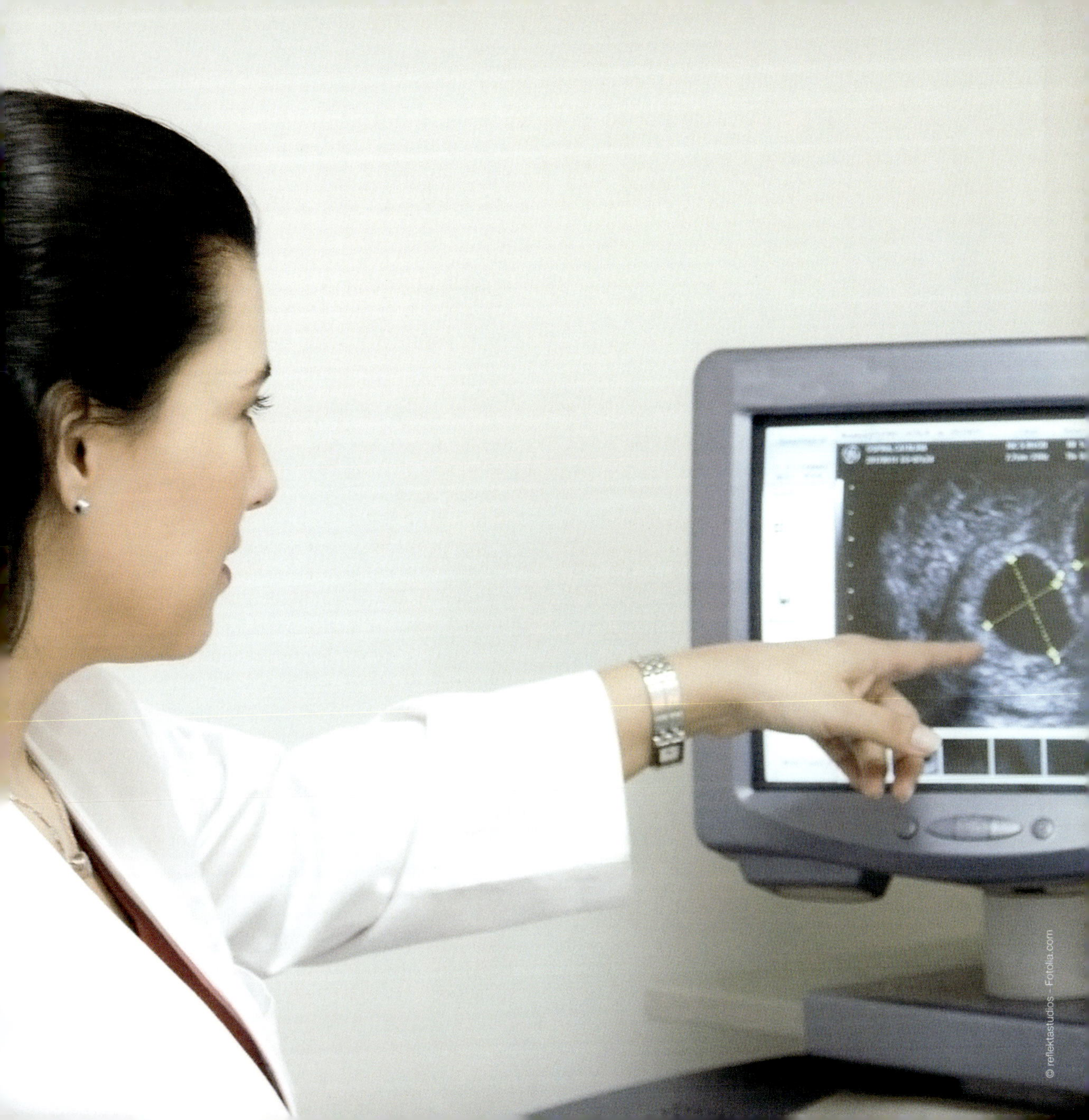

> L'INTESTIN EST BIEN TROP GROS POUR LA CAVITÉ ABDOMINALE.

léger duvet sur la tête, puis sur la lèvre supérieure et à l'emplacement des sourcils.

Les organes « internes »

La cavité abdominale est formée la 9e semaine. On a donc à présent une zone qui contient le cœur et les poumons en formation et une autre qui abrite le foie (encore énorme), la rate, le pancréas, l'estomac et les intestins.
Le développement du pancréas, à la 10e semaine, est capital. C'est à ce moment que se forment les cellules chargées de l'équilibre du taux de sucre dans le sang. Au même moment se met à fonctionner le foie. Avec la rate, il assure à la fin du mois la production des globules rouges de l'enfant. Quant aux globules blancs, ils seront produits par la moelle osseuse. Le tout circulant dans un réseau de petites veines du fœtus. L'intestin est bien trop gros pour la cavité abdominale. Il continue son développement en s'allongeant et s'enroulant dans le cordon ombilical. Le cœur compte à présent entre 110 et 160 battements par minute. Bien qu'il soit autonome, son rythme est influencé par le vôtre. En effet, le moindre de vos stress peut l'influencer à cause de l'adrénaline alors présente dans votre sang.
L'ossification continue son travail. Ce mois-ci c'est au tour de la colonne vertébrale, des côtes et du bassin.

Activités

Le squelette, on l'a vu, les muscles et les articulations se précisent. Tout cela rend les mouvements du fœtus de plus en plus plus fluides.
À la 10e semaine, son pouce s'oppose aux autres doigts, c'est une bonne raison pour commencer à le sucer.
Le goût apparaît doucement. C'est à vous de le développer. En effet, votre futur bébé goûte tout ce que vous mangez puisque tout ce que vous ingérez vient parfumer le liquide amniotique qu'il boit. C'est le moment où jamais de l'habituer aux épinards !
Ses mouvements sont pour l'instant de l'ordre du réflexe : il peut bouger les bras et les jambes, serrer les poings et se déplier. Parallèlement, son sens du toucher gagne en sensibilité. Il répond à des stimulations extérieures du liquide amniotique.
À la fin de ce 3e mois, tous les principaux organes sont en place. La suite va consister à évidemment poursuivre leur maturation, mais également les voir fonctionner ensemble.

QUESTION DE POIDS

Le poids pris se décompose comme suit :

- **placenta :** 0,5 kg
- **liquide amniotique :** jusqu'à 1 kg
- **utérus :** 0,9 kg
- **seins :** 0,9 kg
- **augmentation du volume sanguin :** 1,8 kg
- **fluides :** 1,8 kg
- **bébé :** variable
- **réserves graisseuses :** variable

Deuxième trimestre : l'épanouissement

Les mois qui s'annoncent sont, pour la grande majorité des femmes, les plus agréables de leur grossesse. Les petits maux disparaissent et bébé commence à se manifester.

Pour résumer les trois mois qui vont suivre, on pourrait dire que vous allez vivre tous les avantages de la grossesse sans les inconvénients qui vont avec.
Normalement, les maux les plus désagréables devraient disparaître en début de 4e mois. Adieu donc nausées, vomissements et hypersomnie. Vous retrouvez tonus et énergie et voulez en profiter. Veillez à ne pas vous épuiser pour autant. Si les mois précédents étaient difficiles, vous aviez peut-être perdu l'envie de faire l'amour. Cela devrait revenir également, ne vous inquiétez pas. Mais ne vous fiez pas à la croyance populaire qui dit que la grossesse accroît le désir et le plaisir de façon impressionnante. En vérité, chaque femme, et surtout chaque couple, aura sa propre façon de vivre cette période. Certaines femmes verront leur plaisir augmenter du fait de la sensibilisation des organes génitaux par l'afflux hormonal, pour d'autres, cette sensation sera désagréable. Votre partenaire peut lui aussi voir son désir fluctuer : votre nouveau corps l'intimidera peut-être, l'idée du fœtus le troublera sans doute… Vos rapports intimes seront en tous les cas modifiés et il vous faudra trouver de nouveaux repères.
Vous allez voir vos formes s'épanouir progressivement, vous arborerez dans trois mois un très joli ventre de femme enceinte qui fera de vous le centre de toutes les attentions. Laissez-vous chouchouter ! Attention à ne pas vous laisser envahir cependant. Si vous ne voulez pas qu'on vous touche le ventre, dites-le tôt et clairement. À ce stade, le poids et le volume que vous aurez

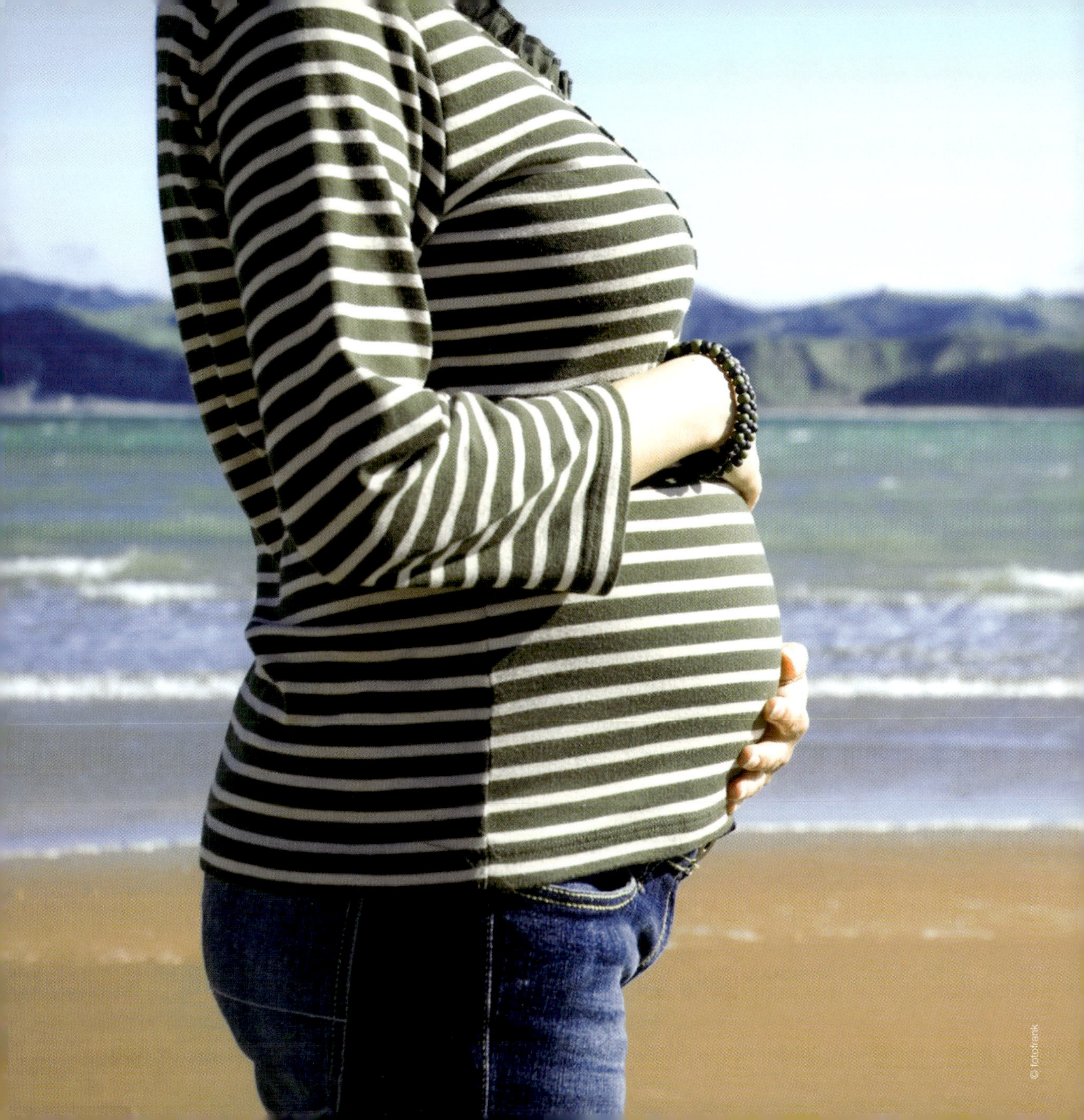

Les maux les plus désagréables devraient disparaître au début du 4e mois.

pris ne devraient pas encore vous handicaper. Vous chercherez sans doute à mettre votre ventre en valeur et commencerez à porter des vêtements adaptés à votre état. N'oubliez pas de vous enduire de crème une à deux fois par jour, c'est le meilleur traitement contre les vergetures et le relâchement des tissus.

Vous aurez intégré la routine des rendez-vous chez le gynécologue, des différentes analyses et de la paperasse qui en résulte. Si vous aviez encore quelques appréhensions à la vue d'une seringue, elles devraient toutes avoir disparu à ce stade. Vous êtes plus sereine et vous ne vous inquiétez plus pour un rien. Vous ne vérifiez plus fébrilement ce que vous avez le droit de manger ou de faire... vous êtes confiante et ça se voit.

Une vraie rencontre

Votre bébé que vous n'aviez l'occasion que de deviner à l'échographie va commencer à se manifester : d'abord de façon imperceptible (une sorte de gargouillis sourd) puis plus franche pour finir par de véritables acrobaties. Ce sera pour le futur papa et pour vous d'intenses moments d'émotion. Avec le temps vous pourrez instaurer une véritable communication avec lui, renforçant les liens qui vous unissent déjà. Pensez également à lui parler : même si les sons du dehors lui arrivent difficilement, votre bébé va ainsi apprendre à connaître votre voix et celle de son papa. Plus tard il les reconnaîtra et elles sauront l'apaiser.

Votre enfant ne fait pas que gigoter, il continue de se construire, jour après jour. Ses traits s'affinent toujours plus, ses organes commencent à fonctionner et tout le fantastique réseau neuronal se met en place. Chaque jour le rapproche un peu plus du bébé que vous tiendrez sous peu dans vos bras.

Profitez bien de ces trois mois, vous en garderez des souvenirs inoubliables surtout si c'est votre première grossesse. À la fin, vous aurez parcouru les deux tiers du chemin qui vous sépare de la naissance de votre enfant. L'impatience sera palpable.

C'EST LE BON MOMENT **POUR**

- **partir en vacances,** profiter de vos derniers moments de couple sans enfant ;
- **faire du sport** (avec modération) ;
- **faire le tour** de vos familles ;
- **sortir :** aller au théâtre, au cinéma, voir des expos ;
- **tester** les différentes préparations à l'accouchement, haptonomie, yoga prénatal, eutonie, etc. ;
- **visiter la maternité** et repérer le chemin et les éventuels moyens de transport pour y accéder ;
- **déménager** ou faire de petits travaux, sans forcer évidemment ;
- **mettre de l'ordre** et faire de la place, surtout si vous habitez dans une petite surface ;
- **lister** ce dont vous allez avoir besoin et en parler à vos amies et collègues jeunes mamans ;
- **faire du repérage** dans les boutiques et sur Internet.

VOTRE 4^{E} MOIS DE GROSSESSE

Ce mois-ci ne devrait être que tout sourire. Vous êtes entourée, reconnue comme enceinte et vos nouvelles formes sont là pour en témoigner. C'est l'adieu aux nausées et le retour de l'énergie.

Vous attendiez ce mois avec impatience. En effet pour une grande partie des femmes, ce début de 2e trimestre marque l'arrête des symptômes les plus désagréables de votre grossesse : nausées, vomissements, hypersomnie et autres maux divers. Si ce n'est pas votre cas, cela ne devrait plus tarder. Ne vous inquiétez pas, chaque grossesse est différente. Il arrive cependant que les symptômes persistent toute la grossesse. Rassurez-vous, le cas est extrêmement rare et ne présage en rien du déroulement d'une éventuelle grossesse ultérieure. Selon toute vraisemblance, vous devriez donc vous sentir mieux, avoir un regain d'énergie. Vous observez, curieuse, votre nouveau ventre pousser doucement. Prenez-en soin, continuez l'exercice et hydratez-vous bien pour préserver l'élasticité des tissus. Vos formes ne laissent plus de doute et vous suscitez intérêt et attention des gens qui vous entourent. Profitez-en ! Votre libido est elle aussi probablement de retour, si ce n'est pas le cas n'hésitez pas à en parler à votre conjoint et à votre médecin. Mais ne vous forcez en aucun cas, faire l'amour doit rester un plaisir, pas une corvée.

VISITES MÉDICALES

Comme tous les mois, vous avez rendez-vous avec votre gynécologue ou la sage-femme qui vous suit. Lors de cet examen, on procède à la mesure de la hauteur utérine : la distance existant entre le bord supérieur du pubis et le fond de l'utérus. Cela pour s'assurer de la bonne croissance du bébé.

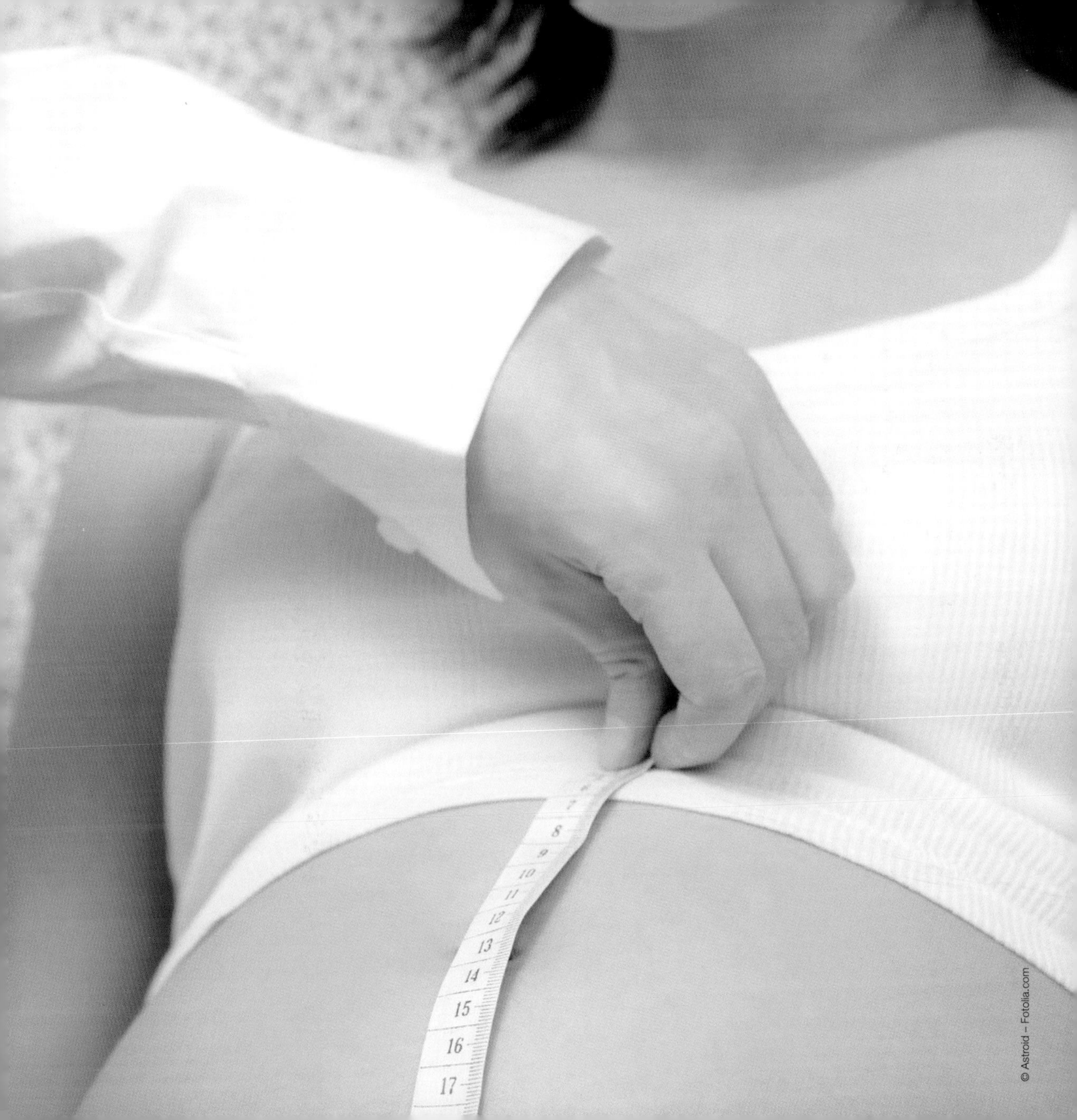
8
9
10
11
12
13
14
15
16
17

> Ces examens ne sont pas faits pour vous inquiéter.

L'observation du col de l'utérus au 4e mois est capitale, elle permet de dépister une éventuelle béance et de la traiter, éventuellement par un cerclage. Cette technique chirurgicale consiste à placer un fil de nylon ou une bandelette autour du col pour le maintenir fermé, elle est pratiquée sous anesthésie générale ou péridurale. Le cerclage est enlevé vers 37 SA. C'est aussi lors de cette visite que vous pourrez entendre les battements du cœur de votre enfant grâce à un appareil à ultrasons.

Après l'examen, on vous prescrira, comme vous commencez à en avoir l'habitude, des analyses d'urine pour tester l'albuminurie et la glycémie et des analyses sanguines si vous n'êtes pas immunisée contre la toxoplasmose ou la rubéole.

D'autres examens sont au programme ce mois-ci. Le dosage de l'HT21dans le sang permet de dépister la trisomie 21. En effet, l'hormone mesurée, l'HCG, est plus dosée dans le sang en cas de mongolisme. Si le résultat est préoccupant, on vous proposera une amniocentèse. La même prise de sang permet de détecter une anomalie du système nerveux central grâce au dosage d'alpha-fœtoprotéine. Ces examens ne sont pas faits pour vous inquiéter mais au contraire vous rassurer et vous confirmer dans la majorité des cas que votre grossesse se déroule bien. Dans le cas contraire, ils sont effectués suffisamment tôt pour une pris en charge optimale.

Ce mois-ci, on vous proposera également un rendez-vous particulier, en général avec une sage-femme. Pendant l'entretien du 4e mois (c'est son nom), vous pourrez aborder tous les points qui vous tracassent : physiques, matériels et psychologiques. C'est également l'occasion de commencer à réfléchir à votre projet de naissance : comment envisagez-vous votre accouchement ? Vous êtes-vous renseignée sur les différentes méthodes et prestations envisageables ?

Gargouillis

À la toute fin du mois, il se peut que vous commenciez à sentir votre enfant bouger. Attention, la sensation n'a rien d'impressionnant, la première fois il se peut que vous ne fassiez pas la différence avec des gaz… Restez attentive, le message sera bientôt plus clair.

À l'issue de ce 4e mois vous en serez presque à la moitié de l'aventure et vous vous rendrez compte avec stupéfaction que cela passe très vite. Trop vite peut-être ?

Prévenir les problèmes INTIMES

- **Ne laissez pas** traîner une infection urinaire ou génitale, les conséquences pourraient être graves.
- **L'infection urinaire** peut être due au fait que vous ne buvez pas assez.
- **Un test vendu en pharmacie** vous renseignera rapidement sur la nature infectieuse ou non du problème.
- **Consultez rapidement** votre médecin.
- **Ne recourez jamais** à l'automédication même homéopathique.
- **Il est normal** d'observer des pertes blanches pendant la grossesse.
- **Si la consistance,** la couleur ou l'odeur paraissent suspectes ou si la zone vulvaire est douloureuse, consultez votre gynécologue.
- **Respectez** des règles d'hygiène.
- **Lavez-vous** correctement (en prohibant les douches vaginales) et changez régulièrement vos serviettes de toilette.
- **Veillez à l'hygiène intime** de votre compagnon.

LE 4E MOIS DE VOTRE (FUTUR) BÉBÉ

Le développement de votre bébé suit son cours. Tout grandit, se met en marche, c'est une mécanique formidable. Son aspect général se rapproche de plus en plus du petit d'homme qu'il va devenir.

En ce début de 4e mois, la tête de votre bébé paraît de moins en moins disproportionnée et son corps continue à se redresser. Les jambes ont rattrapé les bras dans leur croissance. Son derme se développe bien que sa peau reste pour l'instant encore transparente. Tout son corps est recouvert d'un fin duvet protecteur qu'on appelle « lanugo », il tombera à la naissance. Ses traits s'affinent également : ses oreilles vont prendre leur place définitive (mais il faudra encore attendre un peu pour qu'elles soient fonctionnelles) tandis que ses yeux continuent à se rapprocher. La rétine est à présent sensible à la lumière. Vous ne pouvez encore probablement pas le sentir mais votre bébé est déjà extrêmement actif : il bouge bras et jambes, suce son pouce, tourne les yeux et peut même froncer les sourcils.

Tout se met en place selon un agencement bien précis. Ce mois-ci, des organes vont commencer à travailler ensemble en fonction de leurs besoins. La glande thyroïdienne va fabriquer l'hormone responsable de la croissance de l'enfant. Si c'est une fille, l'utérus est formé et les ovaires contiennent déjà les ovocytes de la future maman qu'elle deviendra un jour. Le squelette va peu à peu se solidifier. Les fibres nerveuses de la moelle épinière se voient entourées de myéline, une substance qui permet de les isoler et de les protéger comme les fils d'un circuit électrique. L'arbre pulmonaire n'a à ce stade pas encore fini sa formation mais la poitrine de l'enfant se lève et s'abaisse régulièrement un peu comme s'il respirait. Mais seul le liquide amniotique entre et sort des poumons.

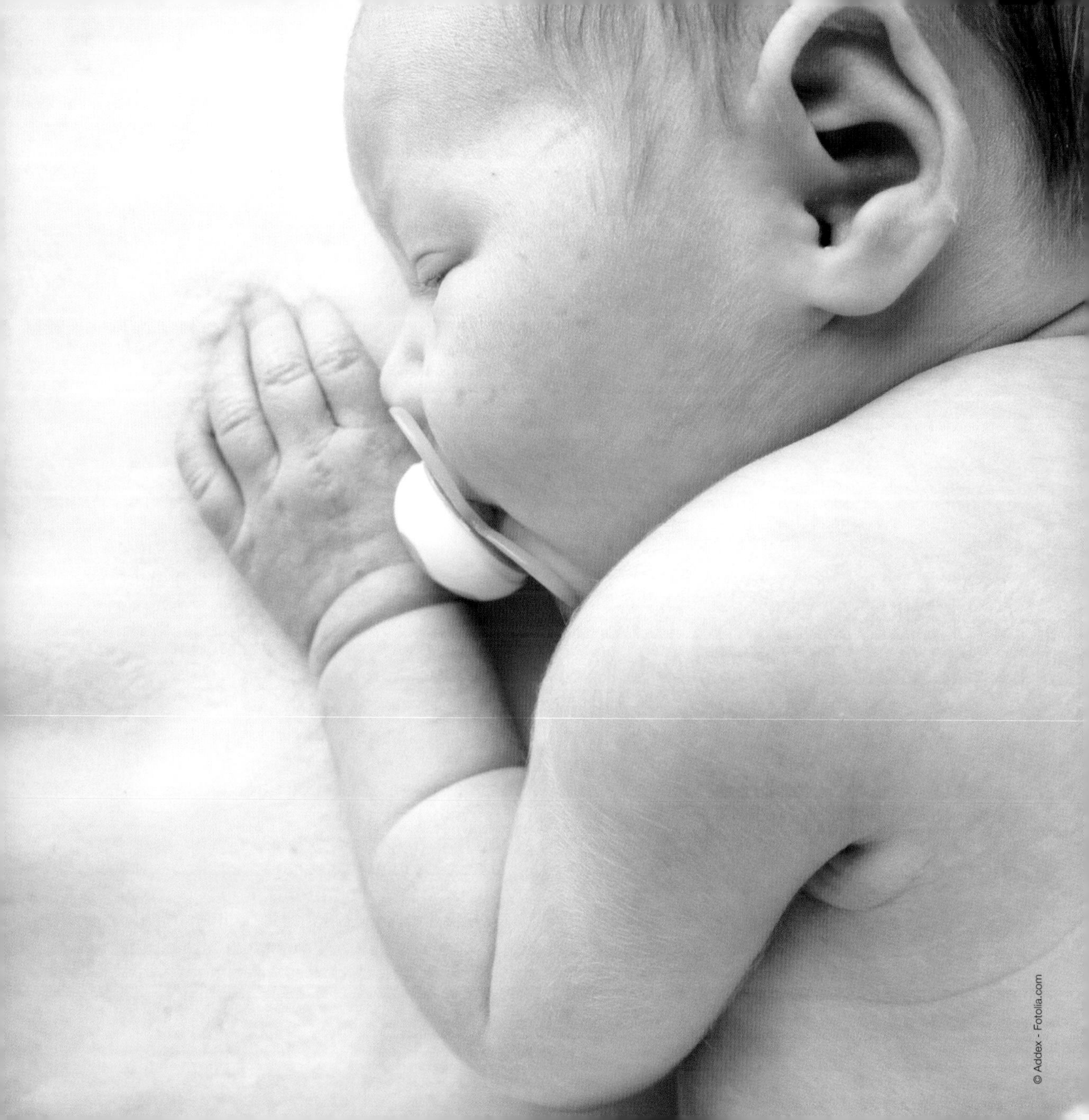

L'oxygène dont a besoin votre enfant, il le puise dans votre sang.

En effet, l'oxygène dont a besoin votre enfant, il le puise dans votre sang par l'intermédiaire du placenta.

Le placenta, le cordon ombilical et la cavité amniotique

Leur rôle est capital dans la vie et le développement du fœtus. Ces annexes embryonnaires sont des organes transitoires qui ne se développent et ne fonctionnent que pendant la période de la grossesse. Leur fonctionnement est essentiel et extrêmement intéressant.

Le placenta commence à se former à peu près en même temps que l'embryon. Comme l'enfant qu'il va nourrir, il va lui falloir des mois pour se développer complètement et remplir parfaitement son rôle.

Il remplit plusieurs fonctions. La première est nourricière : c'est par lui que le fœtus en formation puise l'énergie et l'oxygène dans le sang de la mère. Celui-ci arrive dans ce qu'on appelle les lacs sanguins par des artères de la paroi utérine. Dans ces lacs baignent les villosités au sein desquelles circule le sang de l'enfant. C'est à travers les membranes de ces villosités que les échanges se font, de sorte que le sang de l'enfant et celui de la mère ne sont jamais mêlés.

Le placenta joue également un rôle protecteur essentiel. Il protège efficacement de certains microbes et maladies. Il faut se souvenir en revanche qu'il ne filtre ni l'alcool, ni le tabac, ni la caféine. Enfin, il secrète les hormones indispensables à la bonne continuation de la grossesse : les œstrogènes, la progestérone, l'HCG et la prolactine.

Le cordon ombilical, quant à lui, relie le fœtus au placenta. Blanc et gélatineux, il contient une veine qui amène la nourriture et l'oxygène du placenta au fœtus et deux artères qui ramènent les déchets du fœtus au placenta qui les déverse dans la circulation maternelle.

Le liquide amniotique, sans cesse renouvelé, permet de protéger le fœtus des bruits, des chocs ainsi que des infections qui pourraient arriver par le vagin. Le bébé peut s'y mouvoir facilement et dans une température constante.

Le bon fonctionnement de ces organes transitoires est indispensable à la poursuite de votre grossesse et au développement du fœtus. S'assurer de leur bonne santé est une bonne façon de suivre le déroulement de cette expérience et le développement de votre enfant.

Repères

- **À 14 semaines de grossesse** (16 semaines d'aménorrhée), le fœtus mesure 9 cm.
- **Il pèse** 110 g.
- **À 15 SG** (17 SA), le fœtus mesure 10 cm.
- **Il pèse** 150 g.
- **À 16 SG** (18 SA), le fœtus mesure 11 cm.
- **Il pèse** 160 g.
- **À 17 SG** (19 SA), le fœtus mesure 12 cm.
- **Il pèse** 200 g.
- **La taille** peut être aussi mesurée de la tête aux talons.
- **La mesure de la hauteur utérine** permet de déterminer la taille du fœtus.

Votre 5e mois de grossesse

Si vous avez cru percevoir des mouvements le mois dernier, c'est vraiment ce mois-ci que la communication va pouvoir être établie entre votre bébé, votre compagnon et vous.

En ce début de mois, vos formes sont épanouies, mais pas encore assez pour vous gêner. Néanmoins, pensez à adapter votre position à ce poids supplémentaire. Essayez de ne pas vous cambrer et conservez une activité physique qui favorise le maintien. Gardez une alimentation équilibrée et ne mangez pas trop. Profitez de votre forme pour mettre de l'ordre, entreprendre de menus travaux ou déménager (sans rien porter de lourd, bien entendu). Dans quelques semaines vous ne serez probablement plus assez vaillante. Le 5e mois est également idéal pour prendre de dernières vacances avant la naissance. Quelques précautions sont néanmoins nécessaires : ne partez pas trop loin sans votre dossier médical, privilégiez les moyens de transport confortables et profitez-en pour vous reposer.

Rien de méchant

De nouveaux symptômes ne devraient pas gâcher votre entrain. Vous suerez sans doute plus qu'à l'accoutumée et vous serez plus facilement essoufflée. Des exercices de respiration peuvent vous aider.

L'augmentation du volume sanguin peut poser quelques petits soucis : saignements de nez et des gencives, fourmillements, jambes lourdes, varices et hémorroïdes... Ne paniquez pas, vous ne serez probablement pas victime de toute la panoplie et quelques solutions simples seront à même de vous soulager.

Vous aurez peut-être aussi la surprise de voir s'écouler un liquide de vos seins. Il s'agit du colostrum, le premier lait particulièrement riche en anticorps. Si le phénomène est trop important, il vous faudra investir dans des protections

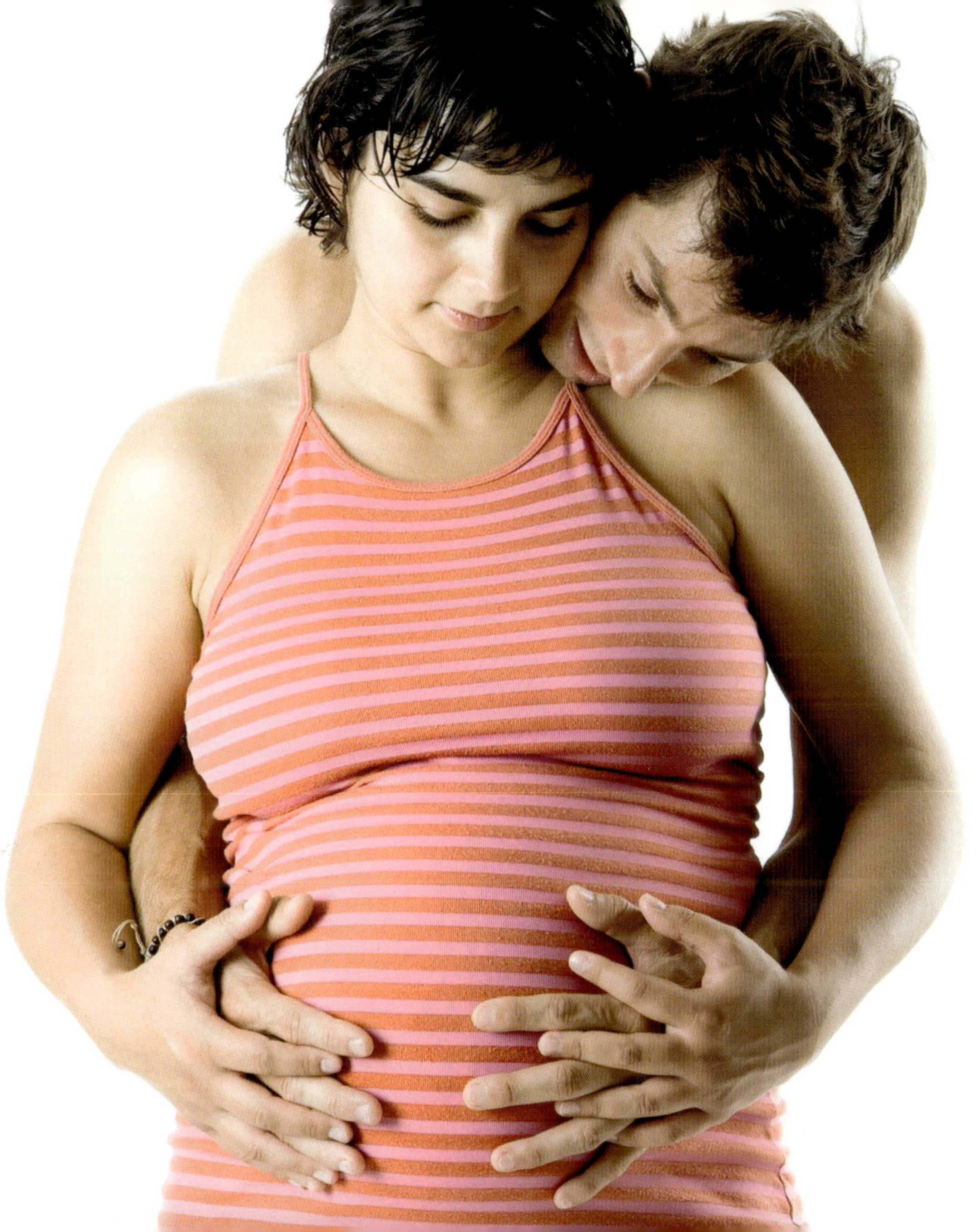

> Vous devez dès à présent faire travailler votre périnée.

spéciales (des coussinets) pour ne pas salir vos vêtements (le colostrum est particulièrement gras). C'est peut-être l'occasion de faire avancer votre réflexion sur la façon dont vous voulez alimenter votre enfant. Vous avez encore largement le temps de vous renseigner et de prendre votre décision. Il est important que le futur papa soit également impliqué dans cette démarche.

En pleine forme

Renseignez-vous sur les différentes préparations à l'accouchement. Certaines sont particulièrement axées sur l'exercice physique et peuvent vous aider dès maintenant à conserver une forme optimale. C'est le cas notamment du yoga prénatal et de la préparation en piscine. L'aquagym est très appréciée des femmes enceintes qui se retrouvent libérées de leur poids le temps de la séance. Quant au yoga, il vous aidera à développer une musculature ciblée et à vous détendre. Quelle que soit votre activité sportive, vous devez dès à présent faire travailler votre périnée de façon à prévenir incontinence et descente d'organes. De simples exercices de contraction devraient suffire à ce stade.

Le début du dialogue

Si vous ne l'avez que deviné à la fin du mois dernier, à présent, vous devez vraiment sentir les mouvements de votre enfant. Comme il a encore de la place dans votre utérus, toutes les acrobaties sont possibles, à toute heure du jour… et de la nuit. Pour répondre à ses sollicitations, vous pouvez poser, pour commencer, votre main sur votre ventre. Celle-ci communique une vibration au liquide amniotique dans lequel baigne votre enfant, et ainsi le dialogue s'installe. Faites participer votre conjoint, ce sera pour lui l'occasion unique d'initier la relation affective avec le bébé. La pratique de l'haptonomie devrait vous aider dans cette découverte respective. Vous pouvez aussi commencer à lui parler et à lui faire écouter de la musique. Même si les sons qui lui arrivent sont très assourdis, cela lui permettra de s'habituer à la voix de ses parents.
Vous avez effectué plus de la moitié du chemin. Il vous tarde de rencontrer le petit être avec lequel vous venez d'entamer le dialogue.

PETITS PROBLÈMES VEINEUX

Pour soulager jambes lourdes, fourmis et varices :

- **dormez les pieds surélevés** par rapport au reste du corps ;
- **achevez votre douche** par un jet d'eau froide des pieds à l'aine ;
- **reposez-vous** en surélevant vos jambes, mettez-les contre le mur au besoin ;
- **marchez régulièrement ;**
- **fuyez** les sources de chaleur ;
- **portez** des vêtements amples ;
- **ne restez pas debout** immobile trop longtemps ;
- **dormez** sur le côté gauche pour éviter à l'utérus de comprimer les vaisseaux sanguins.
- **Pour les hémorroïdes,** consultez votre médecin.

Le 5e mois de votre (futur) bébé

Votre bébé continue de se construire tandis que vous entamez avec lui un dialogue qui n'est pas près de s'arrêter.

Le fœtus est toujours en pleine croissance : au début du mois il mesure 13 cm et pèse 240 g, à la fin il devrait atteindre 16 cm pour 440 g.

Sa peau continue à s'épaissir. Encore très fine, au début de ce mois, elle va petit à petit gagner en matière et à la 22e semaine de grossesse, le fin réseau de petites veines sera devenu presque invisible. Elle reste néanmoins rouge et fripée. Elle commence à sécréter par les glandes sébacées le vernix caseosa, une substance graisseuse qui protège la peau du bébé plongé dans le liquide amniotique. Ses yeux sont toujours fermés par les paupières à présent bien formées. Les cils et sourcils sont là. Vous ne pouvez pas le voir mais l'iris des yeux a déjà une couleur. Au bout de ses doigts à présent bien dessinés (porteurs d'une empreinte) commencent à apparaître les ongles. Quelques premiers cheveux poussent de manière aléatoire sur la tête qui paraît de moins en moins disproportionnée à mesure que le corps grandit. À la fin de ce mois, votre bébé est très mince et semble tout en longueur. Le mois prochain, il se mettra à grossir.

En travaux

Du côté des organes, le travail prend forme. Le pancréas commence à fabriquer de l'insuline, hormone capitale pour la régulation du sucre dans le sang. Les poumons quant à eux continuent leur développement avec les alvéoles pulmonaires. Les mouvements respiratoires du fœtus sont rapides et irréguliers. Chez la future petite fille qui possède déjà 6 millions d'œufs, le

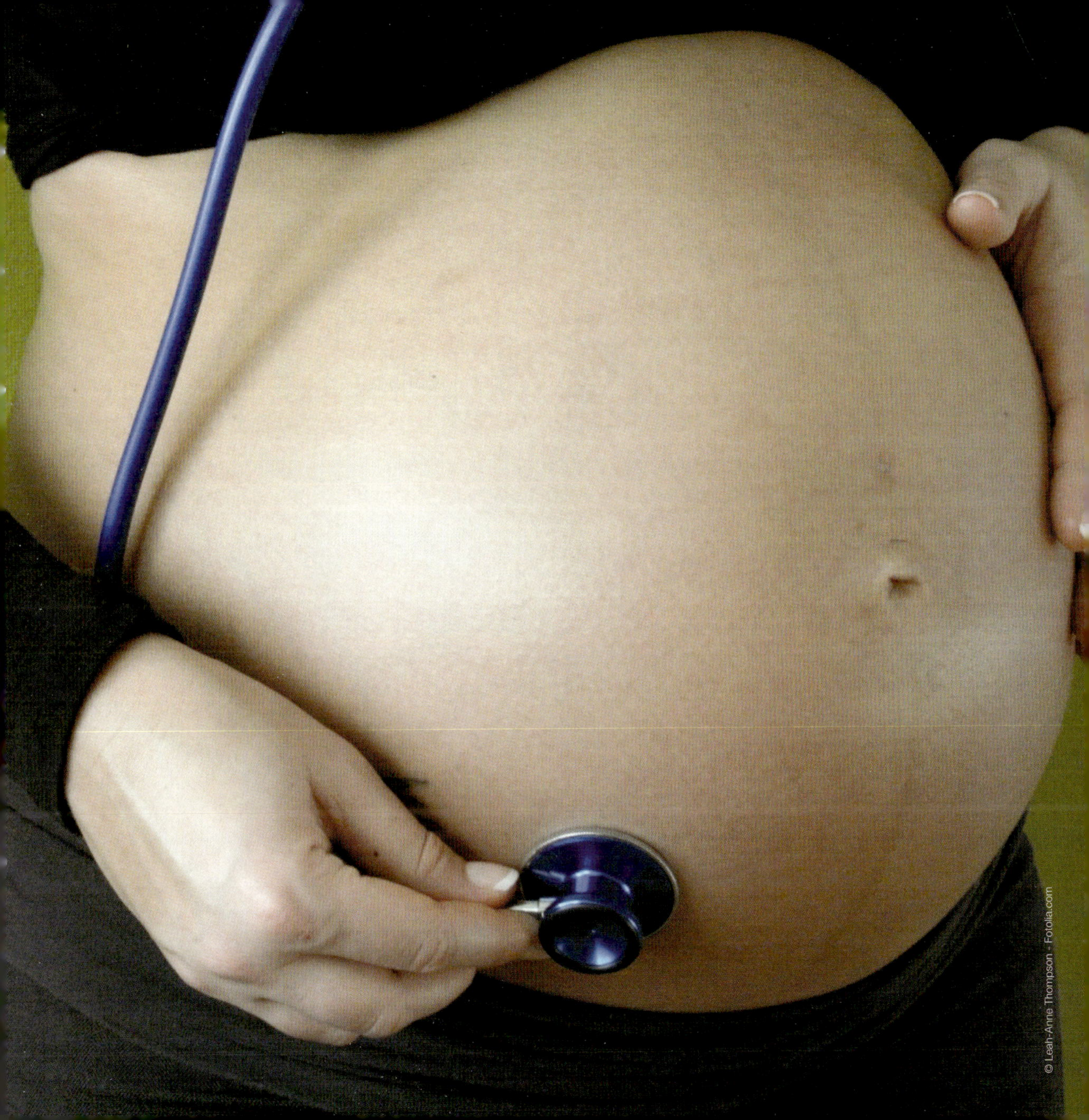

> PEUT-ÊTRE VERREZ-VOUS LA MARQUE DE SES PIEDS À LA SURFACE DE VOTRE VENTRE ?

vagin entame sa formation. Le cerveau continue à grossir. L'activité cardiaque est à présent perceptible avec un stéthoscope.

LES SENS EN ÉVEIL

Les cellules nerveuses sont de 12 à 14 milliards, elles vont bientôt cesser de se multiplier et commenceront à décliner à partir de 18 ans. En attendant, les connections se font peu à peu, éveillant votre enfant aux sensations.

C'est le mois du toucher. Depuis quelque temps déjà, la peau du visage, celle des mains et des pieds se couvre de récepteurs tactiles. À présent, vous pouvez communiquer avec votre enfant par le biais du liquide amniotique. En touchant votre ventre, vous imprimez un mouvement à ce liquide et votre bébé en ressent les ondes. C'est sans doute aussi l'occasion pour le futur papa de faire connaissance avec bébé. Celui-ci est de plus en plus vigoureux et ne se prive pas de vous en faire montre, ses muscles sont plus forts et vous sentez bien ses galipettes. Il s'appuie sur les parois de l'utérus pour se retourner. Peut-être verrez-vous la marque de ses pieds à la surface de votre ventre ? Le reste du temps, il dort. Cela veut dire 6 à 20 h par jour. Mais ses horaires ne coïncident pas forcément avec les vôtres ! Bien avant d'être de corvée de biberon, vous vous faites déjà réveiller en pleine nuit !

C'est aussi le mois du goût. Le liquide amniotique, aromatisé selon ce que vous mangez, lui fait expérimenter les quatre saveurs de base : salé, sucré, amer et acide. D'autres saveurs spécifiques peuvent être enregistrées par votre enfant. Grâce aux goûts et aux odeurs emmagasinés pendant la vie utérine, votre bébé saura vous reconnaître à la naissance.

Il commence à entendre également. Attention, les sons qui lui parviennent sont principalement ceux de votre corps, les battements de votre cœur, les bruits de la digestion. Si les sons du dehors lui parviennent, c'est de façon assez assourdie, comme quand vous avez la tête sous l'eau. Parlez-lui, faites-lui écouter la musique que vous appréciez, il gardera ces sons en mémoire, ils l'apaiseront plus tard.

Ce mois a une signification toute particulière, c'est le premier mois où vous allez vraiment sentir bouger votre enfant et commencer à communiquer avec lui.

L'ÉCHOGRAPHIE MORPHOLOGIQUE

Elle a lieu la 20e semaine de grossesse.

Ce que vous pouvez y voir :

- votre bébé suce son pouce ;
- il tourne la tête ;
- il joint ses mains ;
- il avale du liquide amniotique ;
- si c'est un garçon, vous pouvez déjà distinguer son pénis ;
- quand il touche une de ses mains ses doigts se replient ;
- quand il touche un de ses pieds, ce sont ses orteils qui se plient ;
- sa cage thoracique se soulève.

Votre 6e mois de grossesse

C'est le dernier mois de ce trimestre riche en émotions. À présent vous communiquez tous les jours avec votre enfant. Vous avez sûrement déjà hâte de le rencontrer.

Si vous aviez réussi à camoufler votre grossesse dans des vêtements amples auparavant, à présent le doute n'est vraiment plus permis. À la fin du mois, vous prenez 350 à 400 g par semaine. C'est sûr, vous ne rentrez plus dans vos vêtements. Attention, les vêtements de grossesse sont souvent onéreux. Investissez dans des basics confortables et préférez le coton, vous avez tendance à suer plus ces temps-ci. N'ayez pas peur d'acheter des vêtements d'occasion, ils sont généralement encore en excellent état, n'ayant pas été portés longtemps. Faites fonctionner le réseau des amies et collègues, elles seront ravies de vous dépanner et de se débarrasser, ne serait-ce que temporairement, de vêtements qu'elles ne portent plus.

Petits bobos

Votre bébé lui aussi prend du poids, stature et équilibre s'en ressentent. Votre utérus remonte vers le diaphragme, et en basculant vers l'avant, il écarte légèrement vos côtes inférieures. Attention à votre posture : vous avez tendance à vous cambrer ce qui peut être douloureux. Des exercices ciblés viendront soulager ce « mal de reins ».

Votre enfant puise ce dont il a besoin dans votre sang… sans vous demander et parfois à votre détriment. Restez vigilante : une grande fatigue et une pâleur inhabituelle peuvent signaler une anémie. Surveillez vos apports en fer : on en trouve dans la viande, les haricots, les fruits secs, les grains entiers (le riz complet par exemple), les lentilles, les

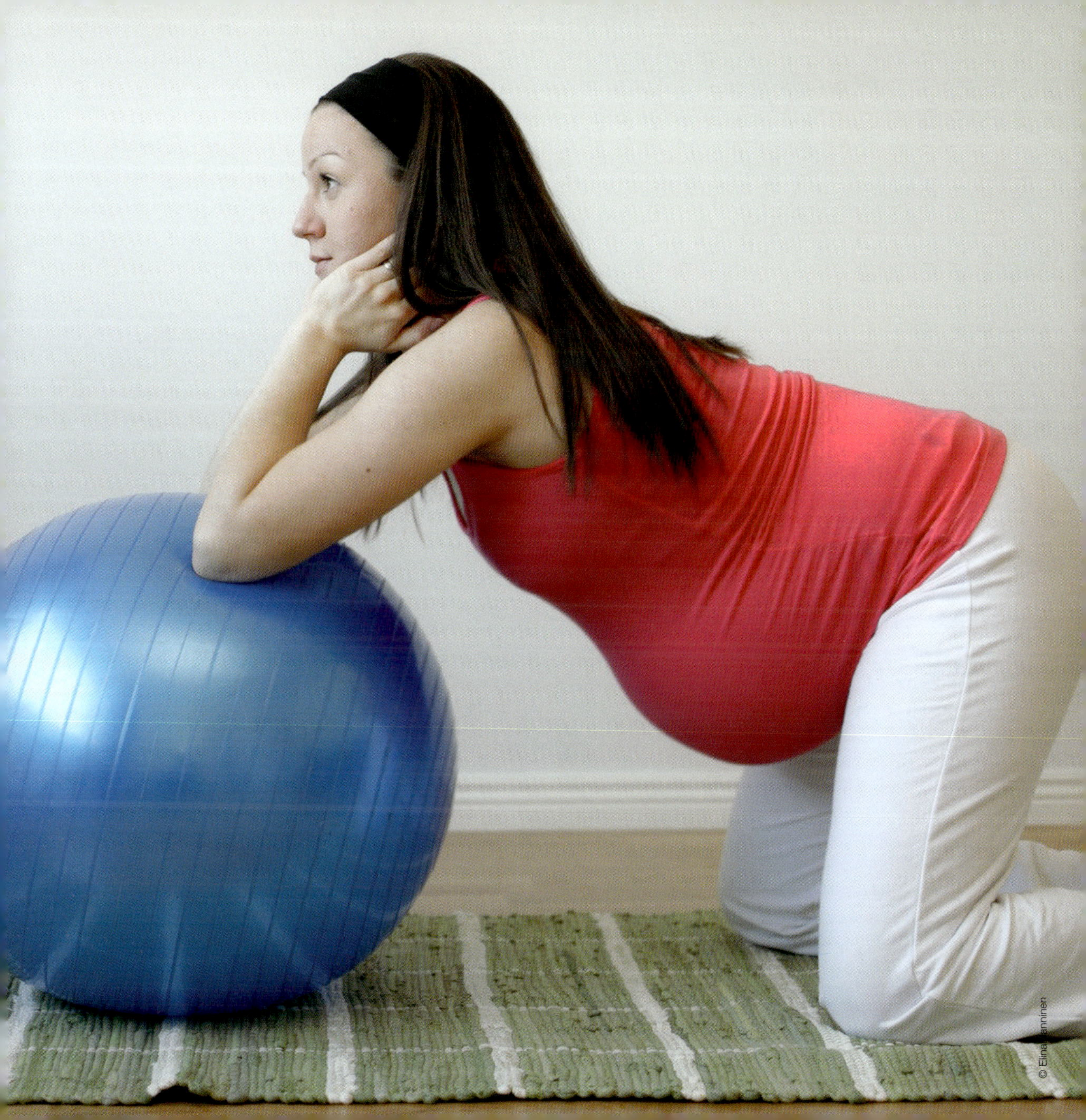

> Il y a forcément une préparation qui vous ressemble !

céréales et les légumes feuillus vert foncé (les épinards, le cresson, le persil). Au besoin, votre médecin vous prescrira un complément en fer.

À l'intérieur, vos organes ont bien du mal à trouver leur place, parfois vous vous demandez où ils ont pu passer. Ils sont comprimés, ce qui occasionne douleurs et troubles divers. Tout cela est accentué par les effets de la progestérone qui ralentit la digestion. Vous êtes également plus essoufflée. C'est là que les préparations prennent tout leur sens, elles vous apprendront à mieux respirer pour vivre ces derniers mois plus sereinement.

Votre sommeil est de plus en plus perturbé, d'autant plus que bébé profite souvent de la nuit pour faire des acrobaties. Des crampes peuvent également venir troubler votre sommeil. Pour les prévenir, veillez à garder une activité physique même modérée, bien vous hydrater et dormir avec les pieds surélevés. Si les troubles persistent, consultez votre médecin.

Le temps de se préparer

Ce mois-ci, vous allez probablement entamer vos cours de préparation à l'accouchement. Sept séances sont remboursées par la sécurité sociale. Le but de ces séances : vous préparer vous et votre conjoint à la naissance du point de vue physiologique et psychologique. Comment gérer la douleur ? Quels sont les mécanismes en œuvre lors de l'accouchement ? Quel est le rôle de chacun dans cet événement ? Les suites de couches seront aussi abordées. Il existe plusieurs types de préparation : la plus traditionnelle est dispensée par la maternité. Même si elle semble un peu dater, elle a au moins le mérite de vous familiariser avec la structure médicale, ses habitudes et ses praticiens. Pour les autres, le choix est vaste, n'hésitez pas à vous renseigner et à tester : yoga prénatal, sophrologie, préparation aquatique, haptonomie, méthode Bonapace... Il y a forcément une préparation qui vous ressemble ! Attention, elle doit remplir certaines conditions pour être prise en charge financièrement, tenez-vous informés car l'addition monte vite.

Ne faites pas l'impasse sur la préparation quelle qu'elle soit, mieux vaut vous ennuyer une petite heure que de paniquer au moment de l'accouchement !

POUR SOULAGER **VOTRE DOS**

- **Portez** des chaussures confortables à petits talons.
- **Si vous n'êtes pas** du tout sportive, vous pouvez essayer la ceinture de grossesse.
- **Calez-vous** avec des coussins, pensez au coussin d'allaitement.
- **Travaillez le mouvement** de bascule du bassin vers l'avant.
- **Consultez** un kinésithérapeute ou un ostéopathe.
- **Faites** des étirements.
- **Marchez** 30 minutes par jour.
- **Évitez de rester debout** immobile trop longtemps.
- **Surveillez** votre prise de poids.
- **Faites-vous masser.**

LE 6E MOIS DE VOTRE (FUTUR) BÉBÉ

C'est la fin du deuxième trimestre et votre bébé fait toujours preuve d'une activité intense... la plupart du temps pendant son sommeil.

Il est toujours en pleine croissance : de 31 cm de la tête aux talons au début du mois, il va passer à 36 cm à la fin. Son cerveau et son système nerveux continuent à se développer jour après jour. De fait, ses mouvements sont de moins en moins des réflexes. Il en effectue 20 à 60 par demi-heure, quand il ne dort pas, c'est-à-dire pendant 4 h. Ces heures de sommeil sont nécessaires, elles sont aussi constructives que ses heures d'éveil.

Votre dialogue silencieux par le toucher continue et s'intensifie. Vous vous découvrez et vous appréciez un peu plus chaque jour. Le futur papa et vous appréciez ces rendez-vous. Quand le bébé ne se manifeste pas, cela vous manque et vous inquiète.

Pour l'instant, votre bébé a encore toute la place nécessaire à ses acrobaties : il rebondit contre les parois de l'utérus comme un astronaute en apesanteur. Il peut d'autant plus s'amuser que son système musculaire tend aussi à se développer. Il est capable à présent de nombreux mouvements : il peut sucer son pouce, lever les bras, pédaler avec ses jambes, tourner la tête et même saisir le cordon ombilical.

Il est de plus en plus sensible aux sons qu'il entend et qu'il reconnaît : votre voix mais aussi celle de son père, des gens que vous fréquentez tous les jours, la musique que vous avez l'habitude d'écouter... Mais le son auquel il est le plus habitué reste celui des battements de votre cœur. Ce son l'apaisera plus tard quand vous le porterez contre vous.

Son aspect physique le rapproche de jour en

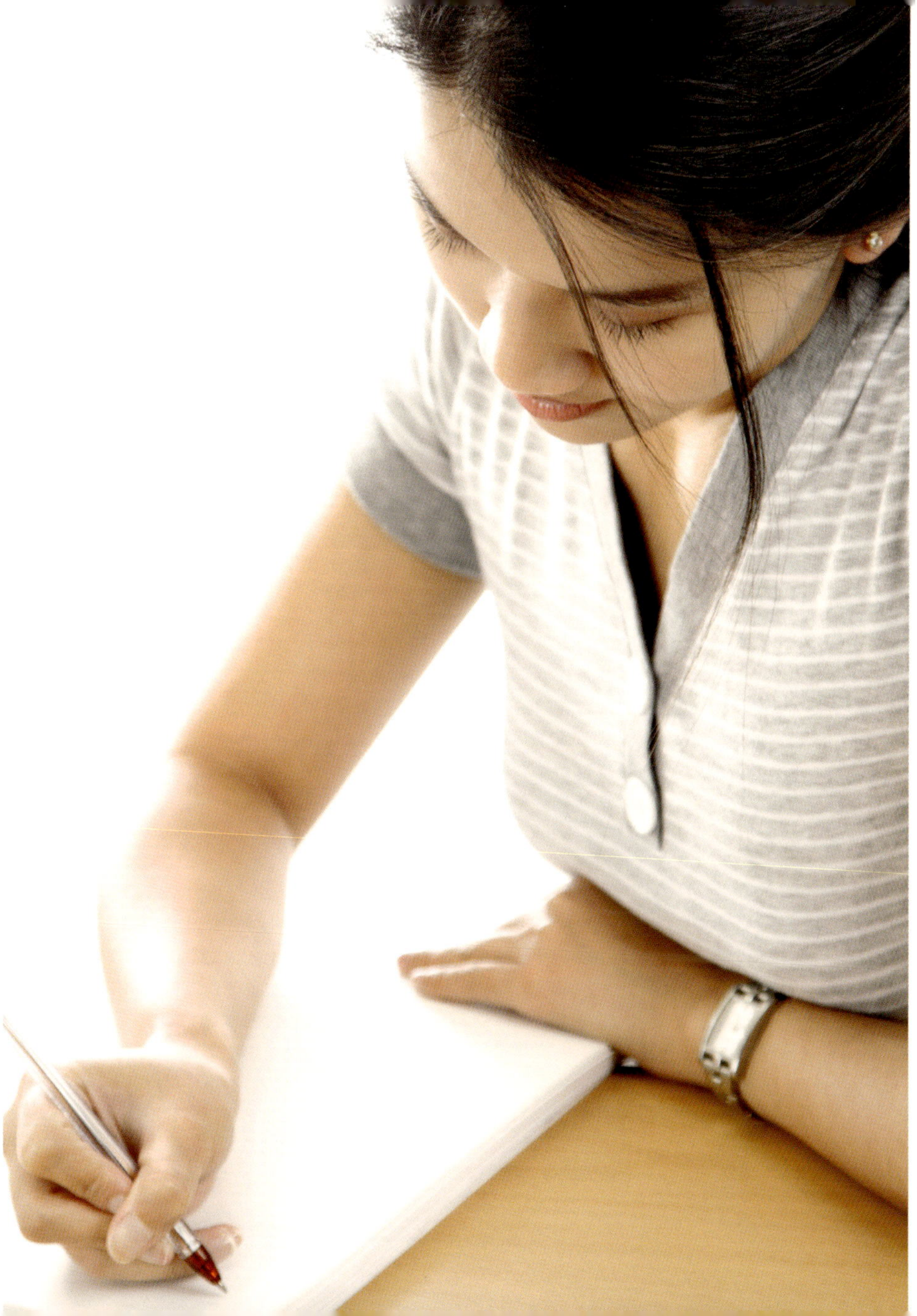

> TECHNIQUEMENT, VOTRE ENFANT EST MAINTENANT VIABLE.

jour du beau bébé qu'il va devenir. Il commence à faire du gras, son aspect fripé va donc en diminuant. Ce n'est pas encore le bébé joufflu qu'on imagine mais la transformation est en marche. Ses traits continuent à s'affiner. La 25e semaine, ses paupières commencent à s'entrouvrir, même si pour l'instant il n'y a rien à voir. Sur sa peau encore rouge, le lanugo est toujours là tandis que le vernix se renouvelle et s'épaissit. Ses cheveux continuent de pousser.

À L'INTÉRIEUR

Bébé a le hoquet, son diaphragme saute parfois. On ne sait exactement ce qui est à l'origine de ce phénomène mais il est tout à fait habituel, ne soyez donc pas préoccupée par ces soubresauts.
Les mouvements de la respiration sont effectifs. Pour l'instant, votre bébé ne fait qu'inspirer et expirer le liquide amniotique. Cela l'entraîne sûrement pour sa vie future. En attendant, cela permet aux bronchioles de ne pas coller entre elles.
Ses reins sont à présent opérationnels, ils filtrent le liquide amniotique qu'il boit en quantité et rejette en urinant. Rassurez-vous, le liquide amniotique est renouvelé toutes les trois heures. Absorbé par l'intestin du bébé il rejoint sa circulation sanguine et est rejeté dans le sang maternel par l'intermédiaire du placenta.
Son squelette s'ossifie et les bourgeons de ses dents secrètent l'ivoire des futures dents de lait. Bientôt de l'émail va venir le recouvrir.
Le sang du bébé est extrêmement riche en fer, il est donc capital que vous en ingériez suffisamment pour vous deux sinon, gare à l'anémie (la vôtre).
Techniquement, à l'issue de ce 6e mois, votre enfant est considéré comme viable. S'il naissait maintenant, il serait extrêmement fragile mais capable de survivre grâce aux soins prodigués dans les services de néonatalité. Les 3 mois qui lui restent vont être l'occasion pour lui de prendre des prendre des forces et de finir bien au chaud sa maturation. Bientôt, comme il va continuer à grossir, il se sentira trop à l'étroit et les acrobaties ne seront plus qu'un souvenir, l'aventure sera alors sur le point de s'achever.

POUR VOUS Y RETROUVER

- **De la conception** à la fin de la 8e semaine de grossesse votre futur bébé est un embryon.
- **Dès lors** et jusqu'à sa naissance, il est appelé fœtus.
- **La viabilité légale** est à la 20e semaine de grossesse (22 SA).
- **On parle** d'extrême prématurité jusqu'à la 26e semaine de grossesse (28 SA).
- **À 30 semaines** (32 SA), on estime que la prématurité est moyenne.
- **La fin de la prématurité** est fixée à la 35e semaine (37 SA).
- **On considère que** la grossesse est à terme à 39 semaines de grossesse (41 SA).
- **Passé 40 semaines** de grossesse (42 SA) on dit que le terme est dépassé.

TROISIÈME TRIMESTRE : TIC-TAC, TIC-TAC !

Vous avez fait les deux tiers du chemin. Fini le temps des nausées et celui de l'épanouissement, vous voilà sur la dernière ligne droite. Avant-goût.

Plus que trois mois. L'échéance s'approche dangereusement, vous êtes à la fois impatiente et inquiète. Comment va se passer votre accouchement ? Et surtout quand ? De quoi avez-vous besoin pour accueillir le bébé ? Serez-vous de bons parents ? Êtes-vous prête ? Toutes ces questions se bousculent dans votre tête et vous empêchent parfois de trouver le sommeil. Apprenez dès maintenant à vous détendre, vous en aurez besoin dans les mois qui viennent. Sachez également partager vos angoisses, votre compagnon s'interroge probablement lui aussi.

VOTRE TRANSFORMATION CONTINUE

Vous vous trouviez grosse ? Vous n'avez encore rien vu ! S'il est vrai que vous n'allez normalement plus prendre énormément de poids, environ 1 kg par mois, votre ventre lui, va continuer à grossir jusqu'à vous donner cette démarche de canard des femmes à terme. Cette modification de votre centre de gravité risque de vous causer quelques maux de dos. Pour les soulager, essayer de marcher et de pratiquer quelques exercices de gymnastique. Des exercices ciblés du bassin sont efficaces. Vous pouvez également consulter un kinésithérapeute ou un ostéopathe.

Côté symptômes, mis à part ceux résultant de votre prise de poids, rien de vraiment nouveau pour ce trimestre. Si des varices apparaissent, sur les jambes, au niveau de l'anus et de la vulve, ne tardez pas à vous faire soigner… et relativisez ! Vous aurez probablement également des problèmes d'insomnie : quelques remèdes de grand-mère et la recherche de la position idéale vous aideront à retrouver

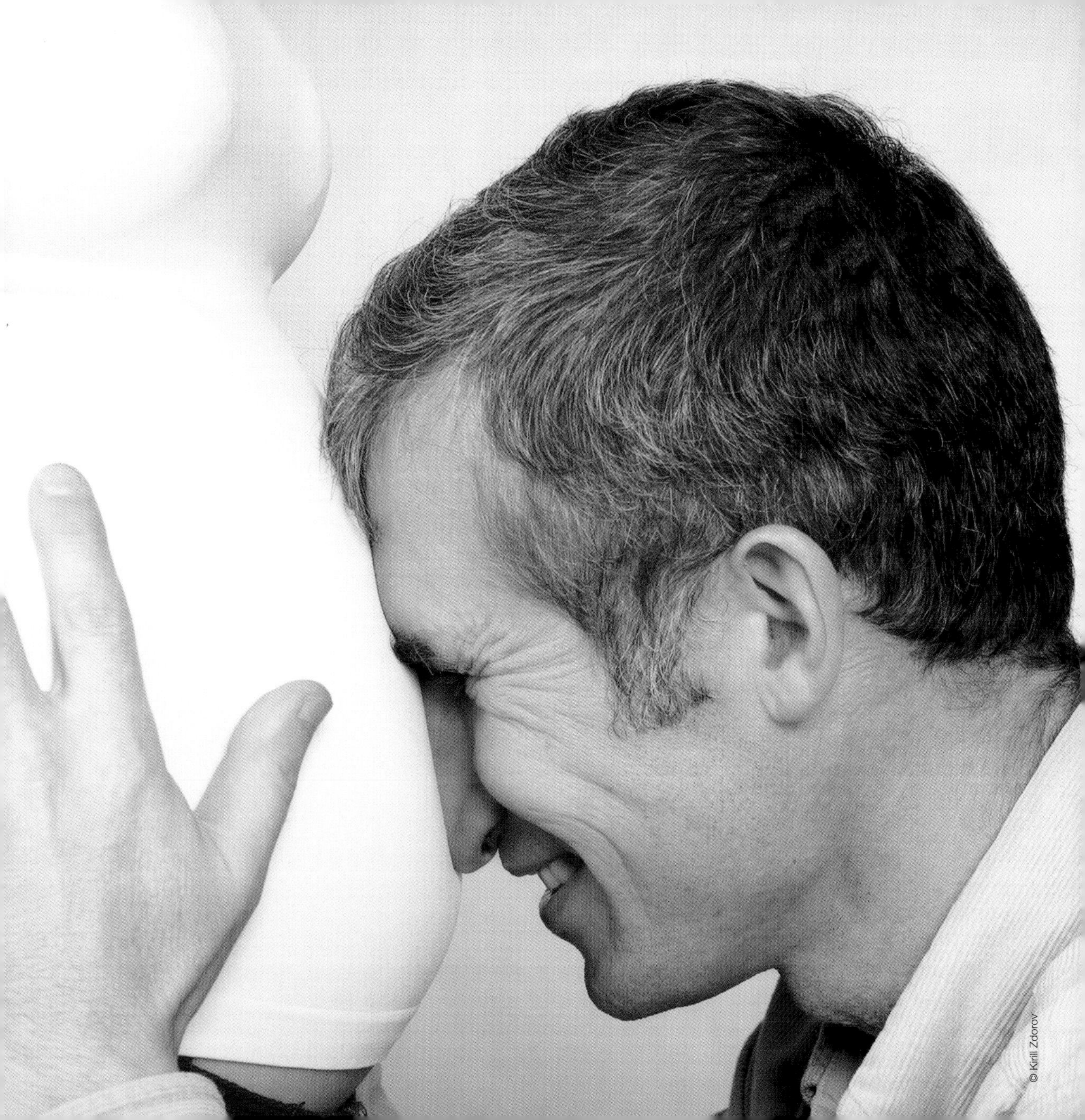
© Kirill Zdorov

Vous avez encore un trimestre pour tout préparer !

des nuits sereines. Beaucoup de femmes parlent aussi d'une recrudescence de cauchemars et de rêves bizarres à mesure que s'approche le terme : c'est tout à fait normal, votre vie va changer du tout au tout, vous allez devenir mère, il est inévitable que cela fasse travailler votre inconscient.

Faites connaissance

Ce trimestre va voir le développement des sens de votre enfant en en particulier de l'ouïe. Vous aviez déjà entamé le dialogue par des caresses, vous pourrez continuer en lui parlant. Petit à petit, il va apprendre à reconnaître votre voix et celle de son papa. Vous pourrez en profiter pour commencer son éducation musicale, pas sûr qu'il s'y prête plus tard ! Blague à part, vous pouvez d'ores et déjà lui faire régulièrement la même chanson, qui aura un effet « doudou » : il va s'habituer à cette musique, elle le rassurera par la suite.

Préparez-vous

Vous avez encore trois mois, c'est peu, mais c'est largement assez pour vous préparer à ce qui vous attend. Ne négligez pas la préparation à l'accouchement : c'est l'occasion idéale de partager vos angoisses avec d'autres futurs parents. Vous familiariser avec l'événement vous permettra d'envisager le grand jour avec plus de précision et de calme. Selon la préparation que vous aurez choisie, vous apprendrez différentes techniques de gestion de la douleur qui vous seront salutaires dans trois mois.

Mais par-dessus tout vous devrez vous détendre, vous reposer. Votre corps est éprouvé, vos nerfs sont à vif, il est important de vous accorder du répit. Il n'est plus temps d'envisager des voyages lointains ou des déménagements éprouvants. Côté sport, réduisez à la marche et aux activités de piscine. Votre bébé a encore du chemin à parcourir avant de vous rencontrer : ses organes ne sont pas encore tous fonctionnels et il doit encore prendre du poids. Ne risquez pas un accouchement prématuré en vous surmenant. Dans trois mois votre vie sera bouleversée à tout jamais, mieux vaut aborder cette révolution avec sérénité.

Plus que TROIS MOIS pour :

- Suivre une **préparation à la naissance** ;
- Lui trouver un **prénom** ;
- Lui faire **une place** chez vous ;
- **Vous équiper** pour sa venue : qu'il ait de quoi dormir, manger et être propre ;
- **Lui acheter des vêtements**, des pyjamas et des bodys en majorité ;
- **Mettre de l'ordre** et faire de la place ;
- Préparer les **faire-part** ;
- Trouver une **solution de garde** ;
- Réfléchir à la façon dont vous allez le nourrir : **sein ou biberon** ?
- Traiter la **paperasse**.

Votre 7e mois de grossesse

Vous entamez à présent le dernier trimestre de votre grossesse. Vous commencez à sentir le poids des kilos pris et vos sentiments oscillent probablement entre excitation et appréhension.

La routine – examens de contrôle, analyses en laboratoire – vous est à présent bien connue. Vous y allez maintenant les yeux fermés et (presque) sans aucune appréhension. Vous commencez peut-être à trouver le temps long et des douleurs peuvent apparaître ou devenir plus aiguës. Eh oui, même si vous avez veillé à ne pas trop manger, le poids et le volume que vous avez gagnés (soit 40 % pour vous et 60 % pour votre bébé) ne sont pas faciles à gérer, d'autant que vous êtes de plus en plus essoufflée.

Du calme !

Même si vous vous sentez en pleine forme, il n'est plus temps de s'agiter. Certes, s'il naissait maintenant, votre enfant serait viable, mais seulement grâce aux soins professionnels des services de néonatalité. Vous devez encore garder votre bébé au chaud quelque temps pour qu'il finisse son développement et prenne suffisamment de forces. Exit donc les vacances trop éloignées de votre domicile, les heures supplémentaires, le sport, les journées de shopping à piétiner…

Préparez-vous !

Vous devez néanmoins dès à présent envisager sérieusement la naissance de votre enfant. Si vous ne l'avez déjà entamée, commencez une préparation à l'accouchement, celle-ci vous permettra de ne pas paniquer le moment venu et de vous familiariser avec la maternité. Vous pouvez aussi dès à présent préparer votre départ à

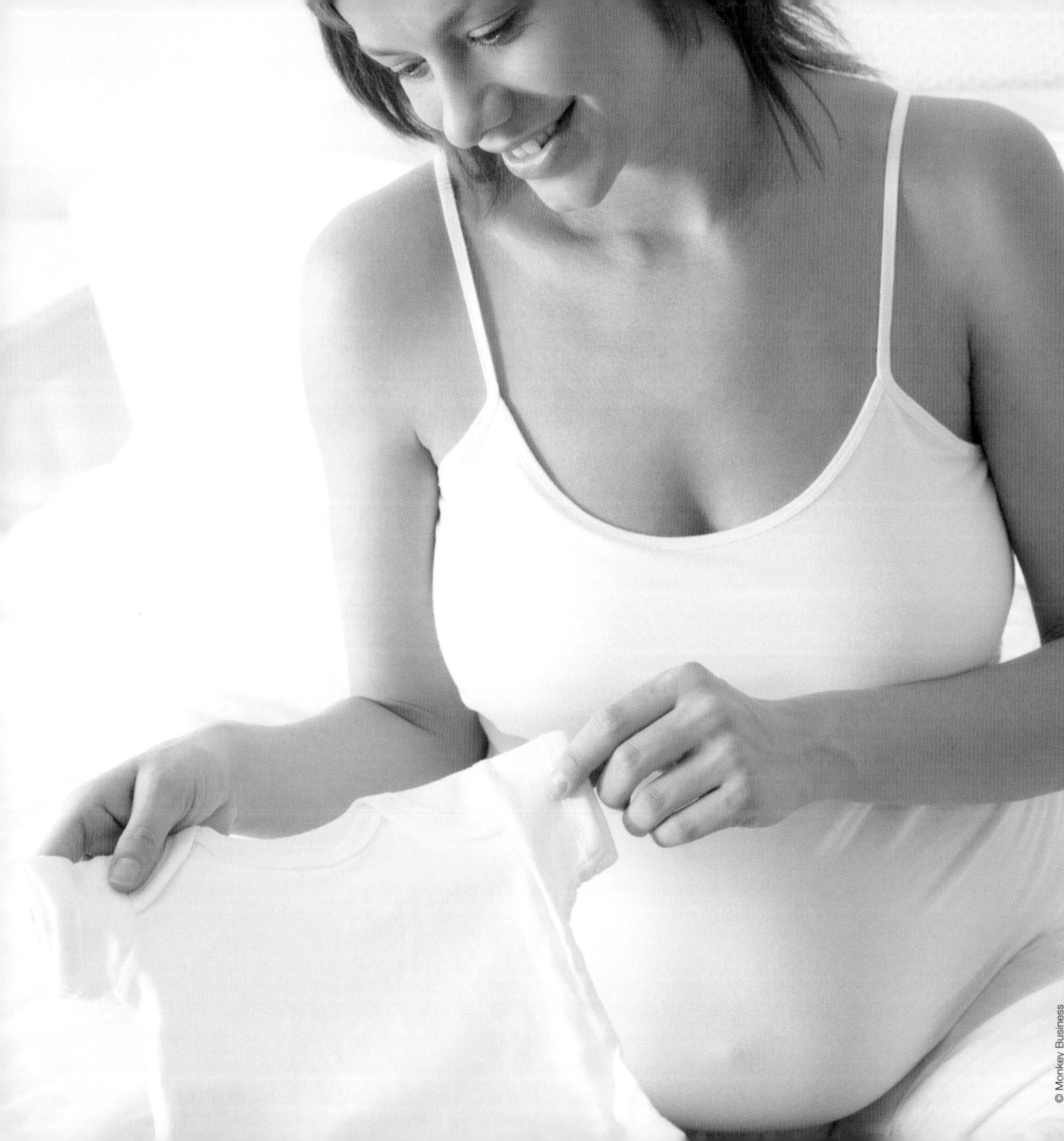

Il peut être utile que votre compagnon assiste avec vous à une ou plusieurs séances de préparation.

la maternité : faire votre valise, avec vos affaires et celles de l'enfant, repérer le chemin jusqu'à la maternité, visiter ses différents services. C'est peut-être aussi le moment de vous mettre d'accord sur le rôle que va jouer votre conjoint lors de l'accouchement. Même s'il est de plus en plus courant que la personne qui partage la vie de la maman assiste à la naissance de l'enfant, la chose ne va pas forcément de soi. C'est pour cette raison qu'il peut être utile que votre compagnon assiste avec vous à une ou plusieurs séances de préparation. Il sera plus à même de pouvoir se figurer ce qui vous attend et d'envisager sa participation éventuelle. La simple peur du sang et de la souffrance peut être un obstacle non négligeable, même pour les personnes les plus téméraires. Il faut bien avoir en tête que les médecins présents sont censés s'occuper de la parturiente et pas de son compagnon. Il est important également de considérer l'impact que peut avoir la situation sur la vie future du couple. Dans tous les cas, il est important que cette décision soit prise à deux : la peur et les

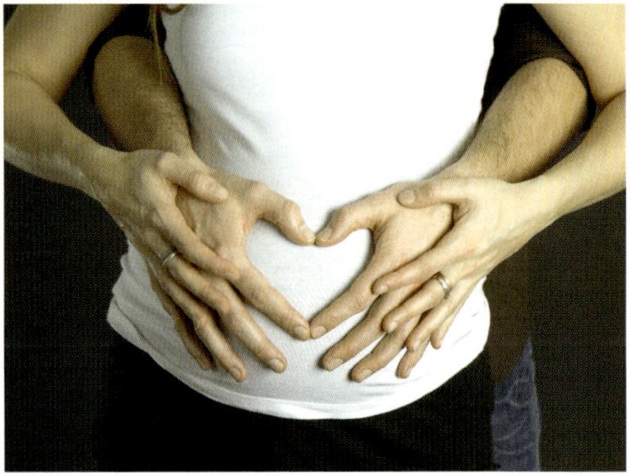

© Hannes Eichinger

désirs de votre compagnon mais aussi les vôtres – certaines femmes ne sont également pas à l'aise avec l'idée que leur compagnon les voie dans ce moment.

Enfin, bonne nouvelle si vous commencez à acheter layette et biberons, c'est en cette fin de 7e mois que vous sera versée la prestation d'accueil du jeune enfant (Paje) dans les conditions déterminées par la CAF.

CE MOIS-CI

- Suivez une **préparation à l'accouchement**.
- Prenez rendez-vous avec **l'anesthésiste**.
- Préparez le matériel pour **l'arrivée de bébé**.
- Préparez votre **nouvelle organisation**.
- Détendez-vous.
- Continuez vos **exercices du périnée**.
- Si vous avez mal aux lombaires, pratiquez des mouvements de **bascule du bassin**.
- Envisagez une **reconnaissance prématurée**.
- Continuez vos démarches pour la **garde de votre enfant**.
- Partagez **vos doutes et vos appréhensions** avec votre conjoint.

Le 7e mois de votre (futur) bébé

Votre bébé aura bientôt fini son développement. Théoriquement il est viable, mais il a réellement besoin des mois qui lui restent pour naître en pleine forme.

Au début de ce mois, il mesure de 34 à 38 cm de la tête aux talons, et pèse environ 1,4 kg. Il va continuer à grossir jusqu'à la fin, si vous vous sentez déjà lourde, accrochez-vous, ce n'est pas fini ! Si c'est un garçon, ses testicules sont descendus dans les bourses. Si c'est une fille, ses ovocytes sont déjà en place pour faire d'elle une future maman.

Pour l'instant, votre bébé n'a pas tout à fait terminé sa formation intra-utérine : les alvéoles de ses poumons ne sont pas encore en mesure de se remplir d'air, il ne pourrait donc pas respirer naturellement à l'air libre. En attendant qu'elles aient fini de se développer, elles sont remplies de liquide amniotique, il faudra encore attendre deux mois pour que soit finie la maturation pulmonaire.

Dans son cerveau, la myéline continue de s'installer autour des fibres nerveuses. Cette substance isolante permet une propagation optimale du message nerveux. Ce processus ne prendra fin qu'à la fin de l'adolescence de votre enfant.

Il est viable

Le bébé est viable, cela signifie qu'entouré de soins appropriés, il survivrait. Mais, les bébés nés de façon prématurée n'ont évidemment pas la santé des nourrissons nés à terme. Ils sont plus maigres, plus petits, leurs organes n'ont pas fini leur formation. Leur peau est très fine. Cette extrême fragilité nécessite des soins spécifiques, l'enfant prématuré est donc placé dans un service néonatal, le temps d'avoir les forces nécessaires à la vie normale. Il restera dans une

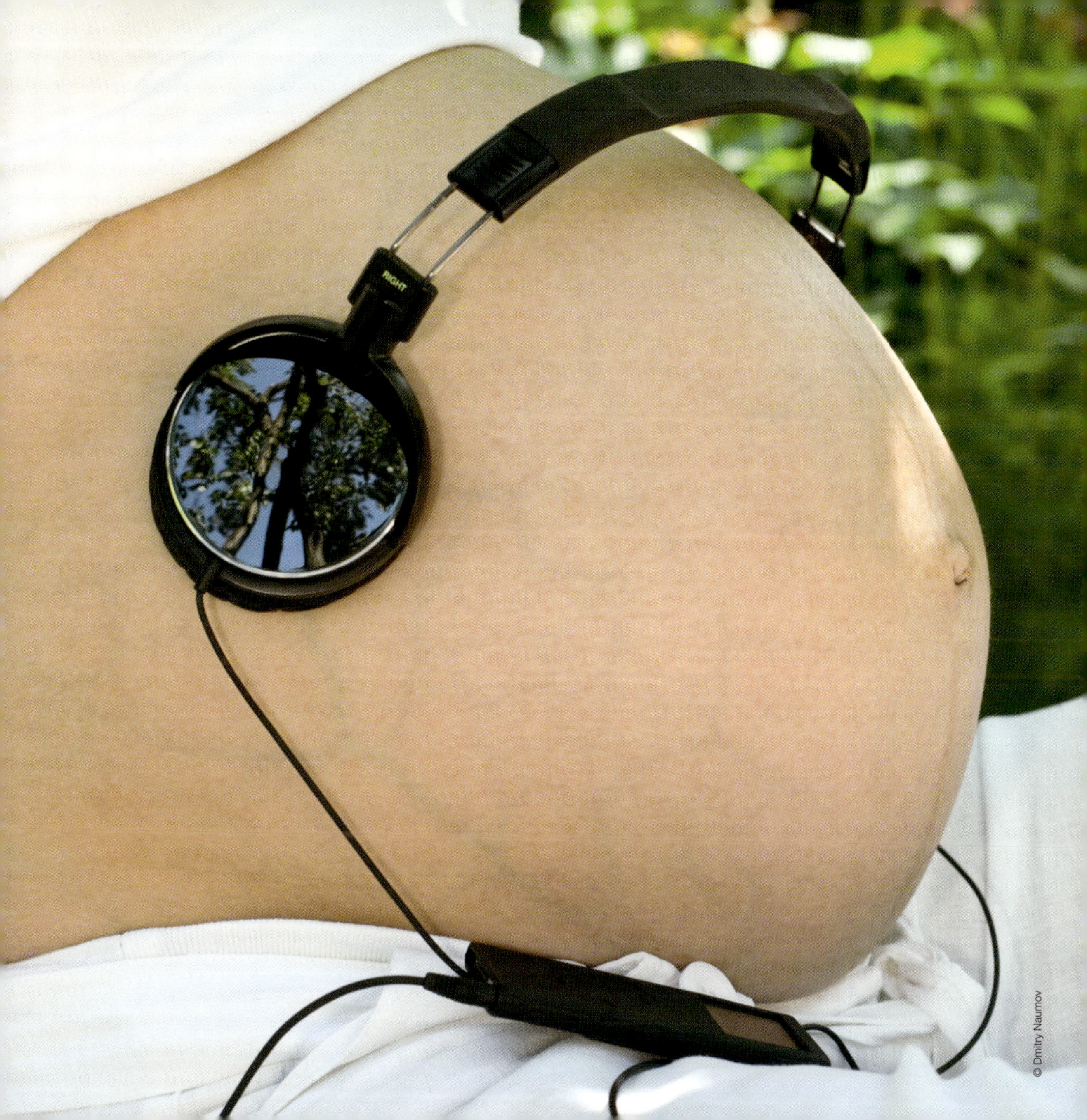
RIGHT

> IL DIFFÉRENCIE UN SON FAMILIER D'UN SON NOUVEAU.

couveuse aseptisée où la température et l'hygrométrie seront constamment surveillées. Tant qu'il n'aura pas la force de téter et que son système digestif ne sera pas assez développé, il sera nourri en quantités infimes à l'aide d'une sonde. Quand il atteint le poids de 2 kg, le bébé est en général sorti de couveuse mais encore entouré de soins particuliers le temps d'atteindre un poids et une forme acceptables.

DES ÉCHANGES DE PLUS EN PLUS RICHES

Les échanges tactiles que vous pouvez avoir sont très concrets, vous communiquez réellement.

Au cours de ce mois, son ouïe va particulièrement s'affiner : bébé entend vraiment ce qui se passe autour de lui. Des expériences menées par une équipe de recherche française ont révélé certaines caractéristiques de la sensorialité du fœtus. Au cours des trois derniers mois de la grossesse, on peut constater des mouvements et des variations du rythme cardiaque chez le fœtus stimulé. On a découvert aussi qu'il pouvait distinguer deux voix, qu'il s'habituait à des stimulations répétées et que par conséquent il était déjà capable d'apprentissage. En effet, il différencie un son familier d'un son nouveau : on peut l'observer en comparant le rythme cardiaque. Plus étonnant, les chercheurs ont découvert que le fœtus pouvait faire la différence entre sa mère s'adressant directement à lui ou parlant à une tierce personne.

Le système olfactif se développe également : le fœtus peut distinguer entre deux odeurs, deux saveurs ; il s'habitue à des odeurs, à des parfums. On a déjà constaté que le tout nouveau-né préférait l'odeur du liquide amniotique, du colostrum et du lait de sa mère.

Vous continuez votre dialogue en aveugle avec intérêt. Bientôt, vous pourrez lui parler les yeux dans les yeux, encore un peu de patience. Votre bébé s'impatiente aussi car il va bientôt prendre sa position définitive en vue de l'accouchement.

LA PRÉMATURITÉ

- **L'accouchement est prématuré** quand le travail commence entre la 22e et la 37e SA.
- Les facteurs de déclenchement sont très divers, c'est pourquoi **le repos** est très conseillé à partir du 7e mois.
- **L'accouchement peut être évité** si un traitement médicamenteux est administré à temps.
- Si l'accouchement a lieu, l'enfant est pris en charge par le **service de néonatalité**.
- Soyez la **plus présente possible** pendant son hospitalisation en privilégiant les contacts physiques tels que les massages ou le peau à peau.
- Au retour à la maison, **respectez son régime alimentaire**.
- **Aérez** votre maison et ne mettez **rien d'inutile dans son lit**.
- Vous trouverez sur Internet des marques de vêtements **adaptés à la taille de votre enfant**.
- **Respectez** les visites médicales. N'hésitez pas à consulter à la moindre inquiétude.
- Vous avez droit à un **allongement du congé maternité** (renseignez-vous à la CAF).

VOTRE 8E MOIS DE GROSSESSE

Vous patientez, au repos plus ou moins forcé. Votre bébé – donc vous – continue à prendre du poids. Encore un peu de patience, c'est bientôt fini !

Si ce n'est déjà fait, votre bébé va se positionner pour l'accouchement. Dans l'idéal, la tête en bas et les jambes en l'air, c'est le cas la grande majorité du temps. N'ayez pas d'inquiétude si vous le sentez moins actif qu'auparavant : il est probablement à présent trop gros pour les acrobaties auxquelles il vous avait habituée.

Le volume et le poids que vous continuez à prendre vous incommodent de plus en plus. Assise, vous sentez une gêne au niveau de la cage thoracique, votre dos vous fait souffrir, en particulier au niveau des lombaires, la peau de votre ventre tire, n'oubliez pas de l'hydrater tous les jours avec un produit adapté. Attention les besoins en calcium de votre bébé sont encore élevés, ne négligez pas cet apport dans votre alimentation.

Du colostrum peut commencer à s'échapper de vos seins. Ce premier lait épais et jaune servira peut-être de premier repas à votre enfant.

LA TROISIÈME ÉCHOGRAPHIE

Ne ratez pas votre troisième échographie, elle doit être pratiquée entre les semaines 32 et 34 d'aménorrhée. Elle permet d'évaluer la bonne évolution de la formation du fœtus, en particulier sa croissance, et les différents scénarios d'accouchement suivant la présentation du bébé. S'il ne se présente pas de manière optimale, il faudra peut-être envisager une petite manœuvre pour le repositionner ou un accouchement par césarienne.

Une dernière visite médicale saura mettre les choses au clair au sujet de l'accouchement.

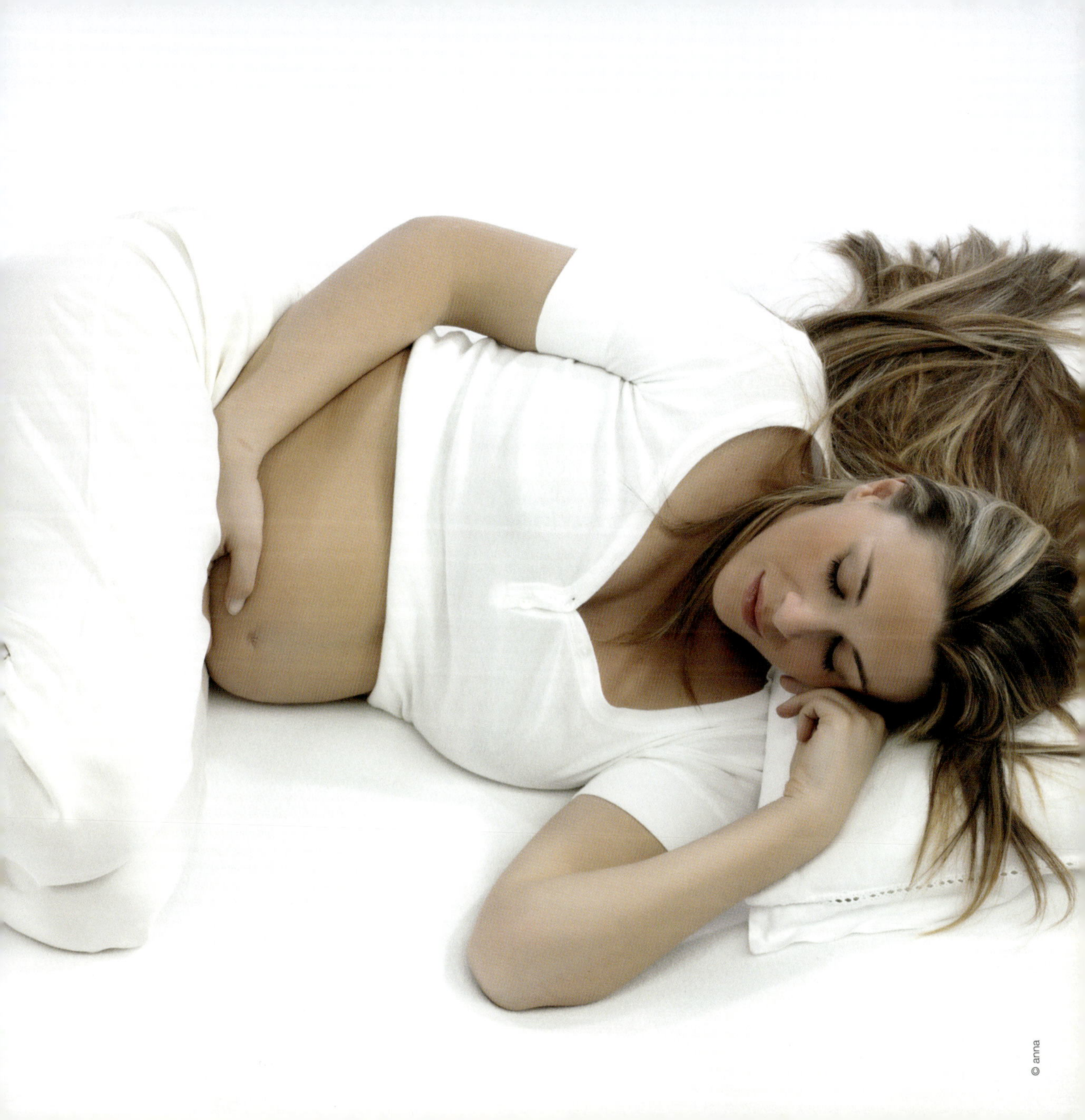

© anna

Ce n'est pas un hasard si le congé maternité commence ce mois-ci.

Il se peut à la fin de ce mois que vous ressentiez des contractions douloureuses. Si leur fréquence ne varie pas, il n'y a aucune raison de s'inquiéter outre mesure. Parlez-en à votre médecin mais ne vous précipitez pas à la maternité tout de suite.

Reposez-vous

Ce n'est pas un hasard si le congé maternité commence ce mois-ci. Vous avez réellement besoin de repos. Sachez néanmoins que vous n'êtes pas obligée de démarrer votre congé 6 semaines avant la date prévue de l'accouchement. Si vous êtes particulièrement fatiguée, vous pourrez faire part de votre épuisement au médecin qui vous suit et qui sera en mesure de vous arrêter jusque 15 jours avant la date officielle du congé : ce sont les fameux congés pathologiques. À l'inverse, si vous vous sentez particulièrement en forme et que vos conditions de travail ne vous éprouvent en rien, vous pouvez faire démarrer votre arrêt jusque 15 jours après la date officielle. Vous pourrez rattraper ces deux semaines à la fin de votre arrêt. Profitez de votre congé pour d'abord vous reposer, vous en avez besoin, ensuite préparer l'arrivée de bébé dans les meilleures conditions : votre accouchement, votre absence, la chambre ou l'endroit où va dormir le bébé, le matériel minimum dont vous aurez besoin à votre retour de la maternité, votre valise et celle de l'enfant. Vous pourrez également prévoir vos premiers jours : le papa va-t-il être présent ? Notez bien qu'il a le droit à 3 jours de congé pris dans les 15 jours qui suivent la naissance. Lui sont également dûs 11 jours de congés payés dans les quatre mois qui suivent. Le congé de naissance et le congé de paternité sont cumulables, à vous de vous organiser comme bon vous semble. Les premiers jours de découverte et d'organisation étant les plus éprouvants, vous préférerez sans doute que le papa les partage avec vous.

Le compte à rebours s'accélère et votre impatience et votre excitation augmentent. Votre appréhension aussi, sur votre accouchement bien sûr mais aussi sur votre future vie de maman. Bientôt la fin de l'aventure et le début d'une tout autre…

POUR **BIEN DORMIR**

- **Calez-vous sur le côté gauche** avec un ou des coussins.
- **Essayez de marcher** un peu pendant la journée.
- **Dînez léger,** dans le calme et prenez votre temps.
- Après le dîner, privilégiez **une activité calme**.
- Ne vous couchez pas **le ventre vide**.
- **Aérez bien votre chambre** tous les jours.
- **Parlez de vos doutes** et de vos inquiétudes.
- **Ne restez pas au lit** si vous n'arrivez pas à dormir.
- Ne recourez pas à l'automédication, **même homéopathique**.

Le 8e mois de votre (futur) bébé

Lui aussi doit commencer à trouver le temps long... La preuve, il s'est déjà mis en position pour sortir, il a hâte de vous rencontrer !

En attendant cette rencontre que vous attendez vous aussi avec impatience, votre bébé fait du gras. Il pèsera de 2 à 2,2 kg à la fin du mois. Il est plus rond, sa peau est de fait moins fripée. Il alterne différentes phases de sommeil et d'activité, à présent réduite du fait de son manque de place. Mais vous pouvez continuer à le solliciter, par des caresses et des paroles tendres, son ouïe est bien développée à présent. Parlez-lui, faites-lui écouter les musiques que vous aimez, par la suite il reconnaîtra vos voix et ces musiques, qui auront probablement le pouvoir de le rassurer dans les premiers temps d'adaptation.
Il avale beaucoup de liquide amniotique et urine en conséquence. Souvenez-vous que le liquide amniotique est renouvelé, vous n'avez aucun souci à vous faire. Dans ses intestins s'accumule le colostrum, sortes de premières selles vert foncé et visqueuses qu'il éliminera à la naissance. Ses ongles et ses cheveux continuent de pousser. Le lanugo disparaît au profit du vernix caseosa, une substance protectrice grasse et épaisse.
Comme il doit encore grandir d'ici à sa naissance, sa consommation en calcium est extrêmement élevée. Il est donc impératif pour vous de continuer à consommer des produits laitiers en quantité suffisante.
Ses glandes surrénales fonctionnent à plein régime. Ce sont elles qui sécrètent notamment les œstrogènes qui vont déclencher la formation du colostrum.
À présent, les organes fonctionnent tous correctement, il ne leur restera plus qu'à s'adapter à leur nouvel environnement.

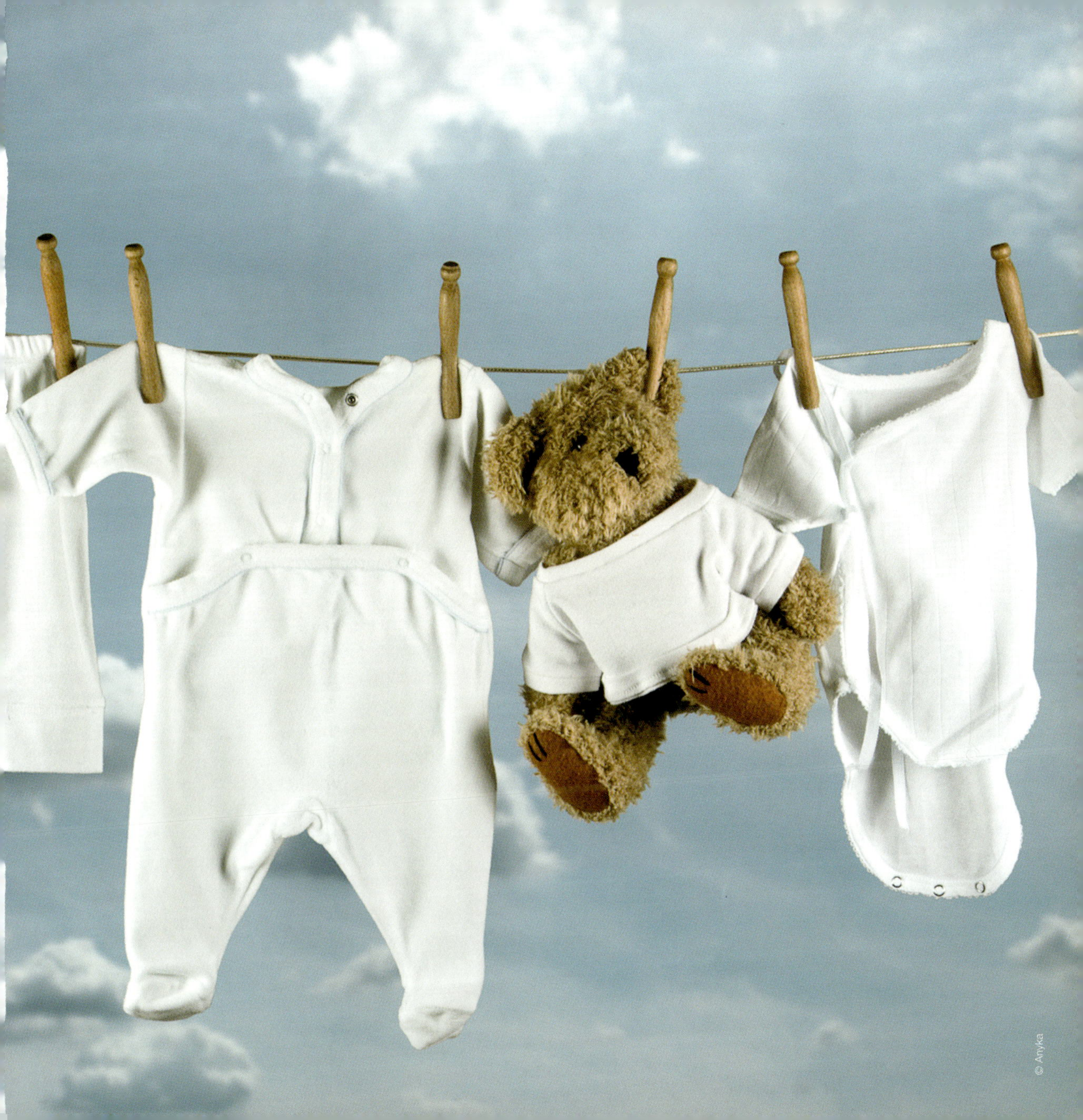

Il est plus rond, sa peau est de fait moins fripée.

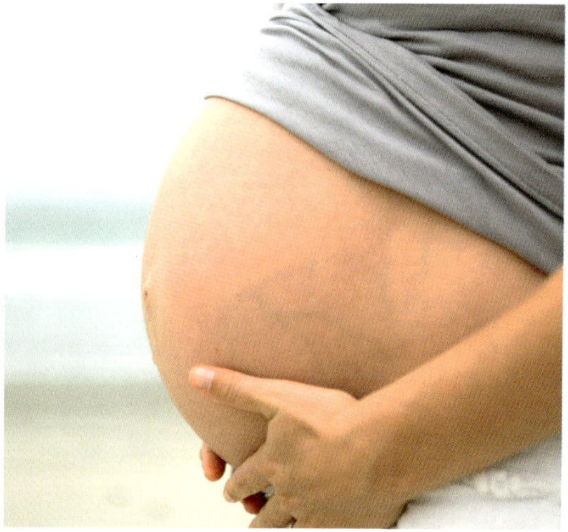

© Bobby Earle

La présentation

Ce mois-ci, il va sans doute prendre sa position, c'est ce qu'on appelle la « présentation ». Celle-ci sera évaluée lors de l'échographie et de l'examen médical de ce mois. On pourra alors prévoir l'accouchement avec plus de précision.
Dans la très grande majorité des cas, le bébé se présente de manière optimale, la tête en bas. Si le sommet du crâne se positionne devant l'entrée du bassin on parle de présentation du sommet : c'est la plus courante. Si c'est le front ou le visage, l'accouchement est plus problématique et on peut avoir recours à une césarienne.
Le bébé peut également se présenter par le siège, c'est-à-dire que ce sont ses fesses qui sont en bas. Ce type de position rend l'accouchement par voies basses plus délicat, la maman sera donc plus surveillée et l'on s'assurera notamment que le bébé a la place de passer à travers le bassin. On peut également envisager une version par manœuvre externe : cette manœuvre obstétricale consiste pour le praticien à retourner le bébé en le manipulant à travers la paroi abdominale de la mère.

Si la présentation est transverse ou transversale, le bébé occupe l'utérus dans la largeur. Dans ce cas, on pratique une césarienne.

Entre la présentation et la naissance, il peut se passer beaucoup de temps, surtout si c'est votre premier enfant. Détendez-vous, il vous reste encore assez de temps pour tout organiser et vous reposer. Le fait que votre bébé grossisse vous effraie peut-être par rapport à votre propre poids et au volume qu'il faudra expulser mais, d'un autre côté, le manque de place vous laissera peut-être plus de répit pour vous reposer. Profitez-en !

LA VALISE DE **VOTRE ENFANT** :

Le contenu peut varier selon la durée de votre séjour et l'équipement de la maternité :

- des pyjamas et des bodys : un par jour ;
- des chaussettes ;
- des bavoirs ;
- des serviettes de toilette ou capes ;
- un rouleau de filet élastique pour les soins du cordon ;
- un thermomètre ;
- un bonnet pour la sortie ;
- des habits pour la sortie.

Votre 9e mois de grossesse

C'est la dernière ligne droite, à présent vous êtes à l'affût du moindre signe. Vous avez hâte non seulement de rencontrer votre enfant mais aussi de retrouver votre mobilité.

C'est le dernier mois et vous n'en revenez pas. Tout est allé si vite ! D'ici peu, vous rencontrerez votre bébé. En attendant vous supportez vos dernières douleurs avec philosophie. Vous souffrez sans aucun doute de tiraillements dans le bassin : les articulations commencent à se relâcher pour laisser passer le bébé. Vos hanches sont élargies mais rassurez-vous, elles reprendront leur forme dans les mois qui suivront l'accouchement.

Vous vous sentez de plus en plus grosse et pataude, vous marchez comme un canard. Vous avez l'impression que votre ventre va éclater, n'oubliez pas de l'hydrater une ou deux fois par jour.

Vos envies d'uriner se font encore plus fréquentes : le bébé est engagé, l'utérus appuie sur la vessie. Ne cessez pas de boire pour autant.

Derniers examens

Le dernier examen, à la 36e semaine de grossesse, permet de s'assurer de la santé de l'enfant, de sa présentation et de l'accouchement conséquent. Comme vous y êtes habituée, on prendra votre tension et l'on vous demandera comment vous vous sentez. À présent vous devrez vous soumettre à des analyses d'urine toutes plus fréquentes pour dépister une éventuelle toxémie gravidique, plus menaçante en cette fin de grossesse.

Si l'obstétricien a le moindre doute sur la possibilité de passage par les voies basses, on vous fera sans doute passer une radiopelvimétrie.

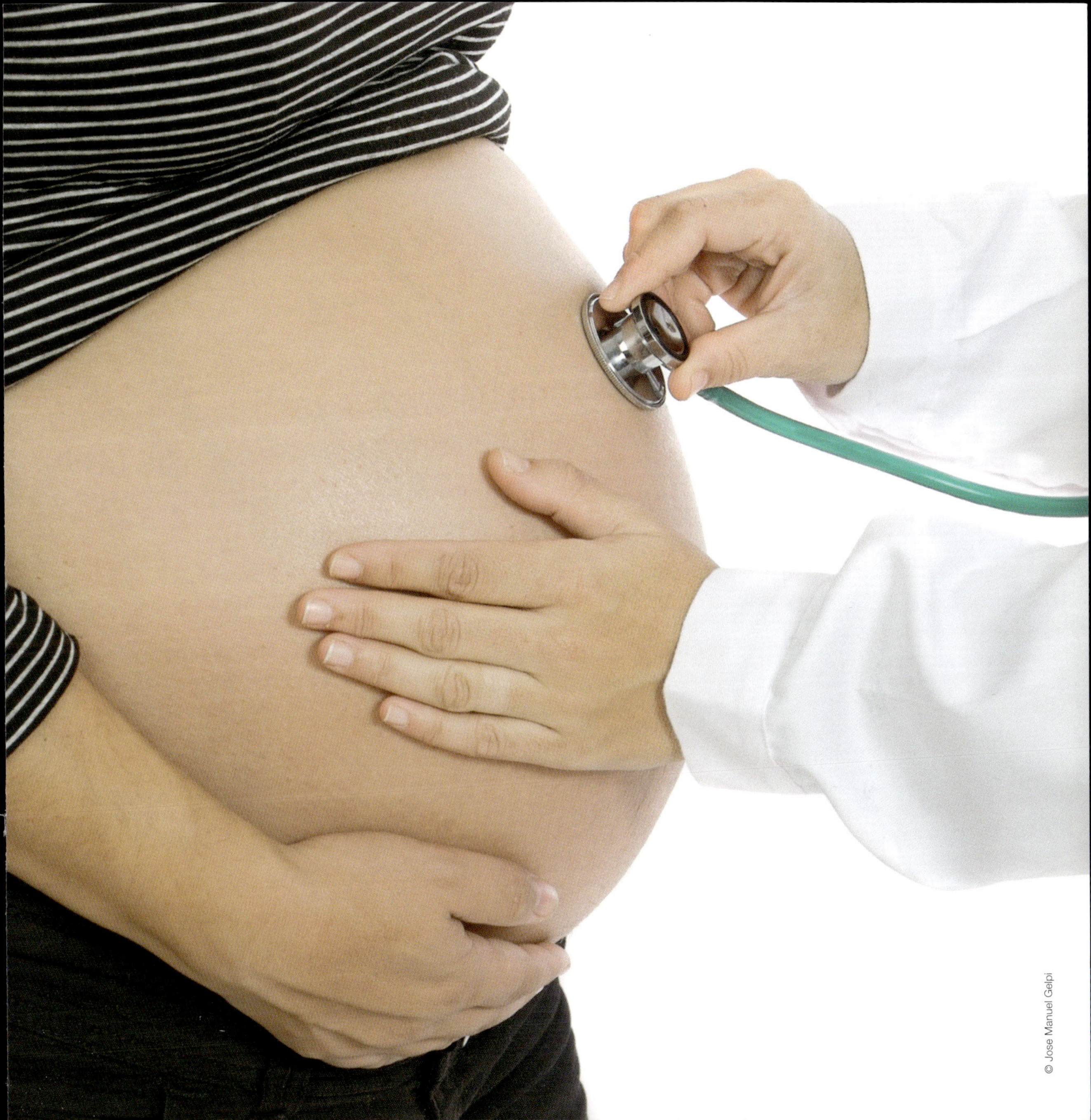

> Vous vous sentez de plus en plus grosse et pataude, vous marchez comme un canard.

C'est une radiographie qui permet de mesurer les dimensions exactes de votre bassin. On confronte ensuite ces mesures avec celles de la tête du bébé prises lors de la dernière échographie. À partir de ces conclusions, l'obstétricien pourra éventuellement décider de pratiquer une césarienne. Si c'est le cas, pensez à vous préparer. Renseignez-vous sur le déroulement de l'opération : quel type d'anesthésie va-t-on vous proposer ? Votre compagnon pourra-t-il assister à la mise au monde de l'enfant ? Pourrez-vous le tenir contre vous après sa naissance ? Comment se passe l'opération, où l'incision est-elle faite ? N'oubliez pas d'aborder les suites de couches et la cicatrisation, se rétablir d'une césarienne, c'est quand même se rétablir d'une opération chirurgicale.
Par ailleurs, si l'on détecte quelque chose d'anormal à cet examen, si votre santé ou celle de l'enfant sont en danger, on pourra décider de déclencher l'accouchement, c'est-à-dire de provoquer le début du travail artificiellement. En pratique, si le col de l'utérus est totalement fermé, on a recours à l'application de prostaglandine en gel, une hormone qui va permettre son ouverture.
S'il est un peu ouvert ou si la prostaglandine n'a pas déclenché les contractions, une perfusion d'ocytocine sera posée pour déclencher le travail. Le risque de recours à la césarienne n'est pas à négliger, c'est pourquoi la décision de déclencher un accouchement n'est jamais prise à la légère.

La consultation d'anesthésiste

Vous aurez l'occasion ce mois-ci de rencontrer l'anesthésiste. Avec lui, vous ferez le point sur la façon dont vous souhaitez gérer la douleur. Pour parer à toute éventualité, il vous soumettra à un examen complet et vous prescrira un bilan sanguin. En effet, il arrive que les parturientes aient besoin d'une anesthésie générale. Rassurez-vous, le cas est assez rare. Si vous optez pour la péridurale, il vous expliquera la procédure et les effets, et vérifiera que vous ne présentez aucune contre-indication.
Profitez de vos derniers moments pour vous assurer que tout est prêt : vos affaires et celles du bébé pour le séjour à la maternité et le matériel nécessaire pour votre retour à la maison.

PRÉPAREZ VOTRE VALISE

La quantité des vêtements va dépendre du temps de votre séjour.

- Des chemises de nuit (qui s'ouvrent sur le devant si vous avez choisi d'allaiter) ;
- Un soutien-gorge d'allaitement ;
- Une paire de chaussons ;
- Une robe de chambre ;
- Vos affaires de toilette ;
- Des culottes en filet ;
- Des vêtements confortables ;
- Votre oreiller ;
- Une pochette paperasse que vous placerez au-dessus de vos affaires.

Le 9e mois de votre (futur) bébé

À présent, c'est un peu quand il veut. Il est, au début de ce mois, normalement assez mature pour naître... En attendant de vous rencontrer, à quoi passe-t-il ses journées ?

Votre bébé commence à être un peu à l'étroit. En effet, au début de ce dernier mois, il mesure près de 30 cm et pèse près de 2,5 kg. Et ce n'est pas fini ! Tant qu'il ne sera pas décidé à sortir, il va grossir d'environ 30 g par jour. Il peut donc prendre 900 g le dernier mois. Il a dit adieu aux galipettes qui faisaient son quotidien il y a encore peu et se tient relativement calme, la tête en bas, les bras croisés et les jambes repliées sur lui-même. Il donne néanmoins quelques coups, que certaines trouveront à ce stade plus vigoureux, pour vous rappeler sa présence et son arrivée imminente.

Le lanugo, ce fin duvet qui recouvrait son corps, disparaît peu à peu. Peut-être en restera-t-il quelques touffes çà et là à la naissance.

Par ailleurs, bébé commence à être bien potelé, c'est un vrai poupon. Le vernix qui le recouvre va commencer à se détacher dans le liquide amniotique.

Ses activités sont réduites du fait de son volume. L'essentiel de son temps, il dort, fait pipi dans le liquide amniotique et c'est à peu près tout. Des activités qu'il reprendra assidûment dès sa naissance !

Ses échanges sanguins avec le placenta sont de plus en plus intenses, ce n'est donc pas le moment de vous laisser aller à reprendre vos vieilles mauvaises habitudes. Encore un peu de patience, vous pourrez bientôt fêter sa naissance avec une coupe de champagne.

Les poumons sont enfin prêts pour leur vie aérienne : ses alvéoles pulmonaires et ses muscles sont prêts à entrer en action. Son cerveau et le reste de son

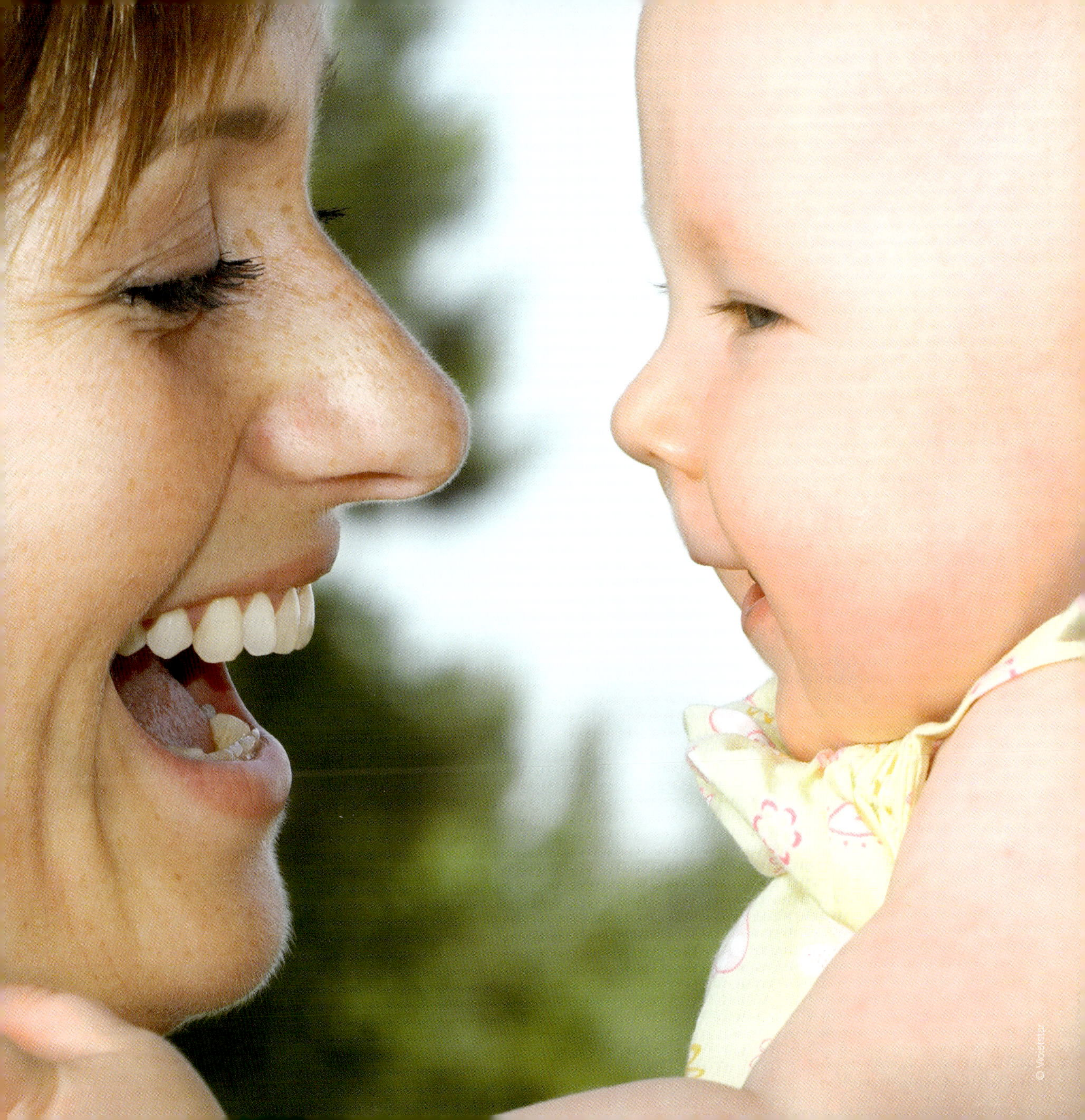
© Vidalstar

Plus que quelques jours à patienter !

système nerveux auront encore besoin de temps, vingt ans, pour finir leur développement. Les connexions vont s'établir peu à peu avec l'expérience, les rencontres et l'apprentissage.
Les deux oreillettes de son cœur communiquent encore, ce n'est qu'au moment de la naissance que le foramen ovale (l'espace physiologique entre les oreillettes) se refermera. La circulation sanguine passe encore par le cordon et le placenta. La vessie et les reins ont commencé leur travail, il ira se perfectionnant par la suite.
Ses intestins sont remplis de méconium : c'est le nom des premières selles du nourrisson, produites entre le moment de la naissance et 24 heures après. Visqueux, d'aspect noirâtre ou verdâtre, il est principalement composé de débris cellulaires, de bile et de liquide amniotique. Il peut arriver que le méconium soit évacué avant la naissance et colore le liquide amniotique. C'est un phénomène surveillé, pouvant être le signe de souffrance fœtale.
Seuls les os de son crâne ne sont encore pas bien soudés. Cela facilitera son passage par le bassin. Ces soudures se feront par la suite.

La dernière semaine de ce mois, s'il n'est pas déjà né, c'est un bébé joufflu et tout rose avec des cheveux et des ongles déjà bien longs.

Déjà là

Vous avez hâte de le rencontrer mais il vit déjà avec vous, il vous connaît bien. Il reconnaît votre voix, celle de son papa, de ses frères et sœurs, des gens que vous côtoyez. Il a l'habitude du bruit du réveil, il sait à quelle heure son père part travailler et probablement à quoi vous passez votre congé maternité. Il connaît vos goûts musicaux et a appris à apprécier la nourriture que vous aimez. Votre univers est déjà sien.
À présent, votre bébé est prêt à vous rencontrer et à partager pleinement votre existence. Son existence intra-utérine s'achève et tous ses organes sont maintenant opérationnels. Bientôt va commencer pour lui une nouvelle vie, plus colorée et bien plus riche, mais aussi moins sécurisante. Une vie dans laquelle il aura encore plus que jamais besoin de vous.

À TERME ?

- La PDA qu'on vous a donnée est purement **indicative**.
- Cette date est calculée **à partir de vos dernières règles**.
- **Elle est ajustée** lors des mesures prises à la première échographie.
- **On préfère la calculer en SA** parce qu'on ne peut savoir avec certitude la date de la conception.
- La durée de la grossesse est d'environ **280 jours**.
- Elle est en général **plus longue** pour les femmes dont c'est **la première grossesse**.
- **Elle peut varier** selon l'âge et l'origine de la future maman.
- Si vous vous faites suivre dans un autre pays, vous constaterez peut-être qu'on vous donnera une autre DPA.
- **Pour l'OMS**, le bébé est à terme entre 37 SA et 41 SA + 6.
- On dit que le terme est dépassé **à partir de 41 SA**.

Quatrième trimestre

Comment ça ? La grossesse ne dure pas que neuf mois ? Bien sûr que si, mais il arrive parfois que l'on dépasse la DPA. Commence alors une attente insoutenable.

Vous avez compté les jours et guetté les symptômes avec impatience et il ne se passe toujours rien. Votre bébé est en position mais il ne semble pas pressé de sortir. Quant à vous, vous vous traînez littéralement, et à l'impatience est en train de se substituer la lassitude. Mais quand va-t-il se décider ?
Il faut garder en tête que la DPA qu'on vous a donnée n'est qu'une date indicative, pour vous organiser et remplir des obligations administratives, la date de votre congé notamment. Pour l'OMS, il n'y a pas de date d'accouchement mais une période de terme située entre 37 SA et 41 SA + 6.

Qu'est-ce qu'on fait ?

Quoi qu'il se passe, vous ne serez pas laissée seule face à vos angoisses. En général, les femmes qui dépassent le terme sont convoquées tous les jours (parfois tous les deux jours) à la maternité pour s'assurer que tout se passe bien.
Normalement, et ce n'est sans doute pas pour vous rassurer, votre bébé va continuer à grossir. Le cœur de votre bébé sera surveillé et l'on procédera sans doute à une amnioscopie, un examen qui consiste à introduire un petit tube par le col de l'utérus pour examiner l'aspect du liquide amniotique. Ce que l'on cherche à déterminer, c'est la couleur du liquide amniotique : s'il est légèrement teinté de brun ou de vert cela signifie que du colostrum a été émis dedans, ce qui est un signe de souffrance fœtale. On va également s'intéresser à la quantité du liquide : en reste-t-il assez ? La qualité

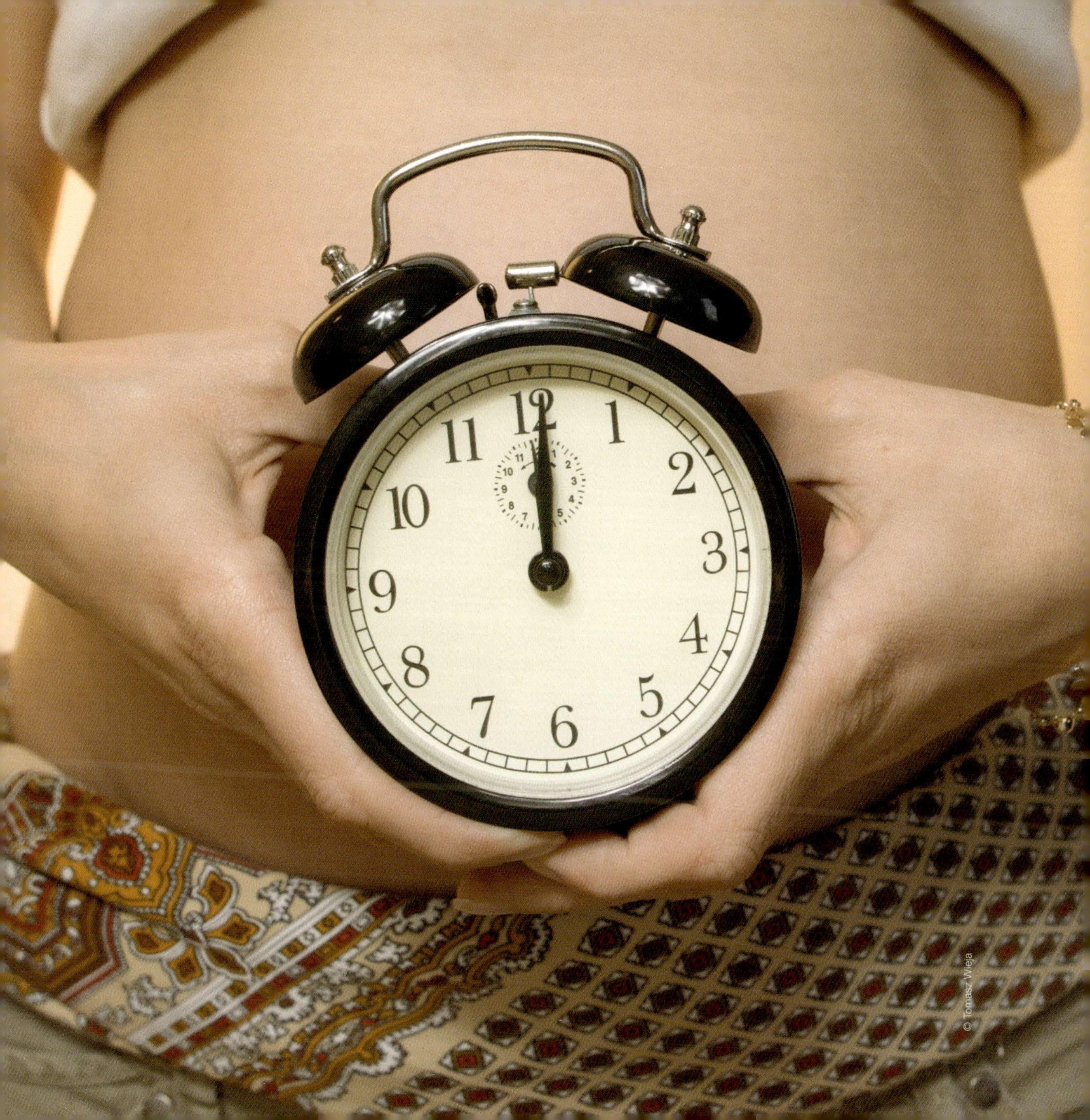
12
1
2
3
4
5
6
7
8
9
10
11

> LA DPA QU'ON VOUS A DONNÉE N'EST QU'UNE DATE INDICATIVE.

du placenta est aussi primordiale, s'il ne remplit plus correctement ses fonctions, le bébé court alors un risque.
Ces examens vont décider de la suite des événements. Dès que l'on soupçonnera un danger pour la vie de l'enfant, en cas de souffrance fœtale par exemple, on décidera de déclencher l'accouchement ou de programmer une césarienne, le choix de la solution dépendant de l'urgence de la situation.

COMMENT ÇA SE PASSE ?

Le déclenchement sera envisagé si la situation n'est pas extrêmement urgente et si bien sûr on a estimé que l'accouchement par voies basses était possible. En pratique, si le col est totalement fermé, on a recours à l'application de prostaglandine en gel, une hormone qui va permettre son ouverture. S'il est un peu ouvert ou si la prostaglandine n'a pas déclenché les contractions, une perfusion d'ocytocine sera posée pour déclencher le travail. Le risque de recours à la césarienne après un déclenchement n'est pas à négliger.

Dans les cas plus urgents ou plus problématiques, on procédera à une césarienne. Pendant cette opération chirurgicale relativement courte, la mère est placée sous anesthésie locale (péridurale ou rachianesthésie) ou générale. Le chirurgien procède le plus souvent à une petite incision horizontale au niveau des poils pubiens. Si l'anesthésie est locale, les parents pourront accueillir l'enfant dès sa naissance, comme lors d'un accouchement « normal ».

ET LE BÉBÉ ?

S'il ne s'agit pas d'une erreur de calcul et que votre bébé est effectivement postmature, son aspect sera quelque peu différent des bébés nés à terme. Un bébé né après terme est d'abord plus gros. Sa peau est complètement débarrassée du lanugo et comme le vernix s'en est allé lui aussi, elle commence à se dessécher et paraît légèrement irritée. Ses cheveux et ses ongles sont plus longs, ses yeux plus ouverts. S'il a relâché du méconium dans le liquide amniotique, son teint est peut-être un peu verdâtre. Dans ce cas, il aura sûrement besoin de soins spécifiques pour recouvrer toute sa forme.

Si vous dépassez le terme, ne vous inquiétez pas outre mesure. Vous serez suivie en conséquence et tout sera mis en œuvre pour que votre bébé et vous vous rencontriez dans les meilleures conditions possibles.

EN ATTENDANT BÉBÉ

- Organisez une **baby shower**.
- Préparez **les faire-part**.
- Faites les derniers préparatifs.
- Allez vous **promener**.
- **Faites l'amour !** Le sperme contient des prostaglandines susceptibles de déclencher l'accouchement.
- Prenez des **cours de relaxation**.
- **Ne vous éloignez pas** trop de la maternité.
- Reposez-vous.
- Débarrassez-vous de **votre paperasserie**.
- **Vérifiez** votre valise.

Le bon moment ?

Désormais, votre enfant est à terme. Il peut naître n'importe quand, la sage-femme vous l'a dit. Il ne vous reste qu'à attendre.

Vous êtes fin prête, vous avez fait et défait votre valise des dizaines de fois, elle vous attend maintenant dans l'entrée. Vous connaissez le chemin de la maternité par cœur et tout est prêt pour accueillir l'enfant. Dès qu'il se décidera. Vous êtes tellement impatiente que vous êtes tentée d'interpréter le moindre signe comme le début du travail. Apprenez à reconnaître les signes d'un accouchement imminent.

Le bouchon muqueux

Comme beaucoup de femmes, vous ne soupçonniez pas son existence avant d'être enceinte et pour cause, cela n'a rien de glamour ! Il est issu de la coagulation de la glaire cervicale au niveau du col de l'utérus et obstrue l'entrée de la cavité utérine préservant le fœtus des infections diverses. Il peut être expulsé par les premières contractions mais cela n'a rien de systématique. Ne vous précipitez pas à la maternité si vous le perdez, attendez un signe plus évident comme la perte des eaux ou les contractions.

J'ai perdu les eaux !

La perte des eaux est le signe le plus populaire du déclenchement du travail mais ce n'est pas le plus courant. Il s'agit en fait de la fuite de la cavité amniotique, normalement hermétique. Le liquide amniotique est blanchâtre et transparent, il est constitué d'eau et de substances présentes dans le sang, de cellules mortes de la peau et du fœtus. Au moment de l'accouchement, il représente un volume compris entre 50 centilitres et

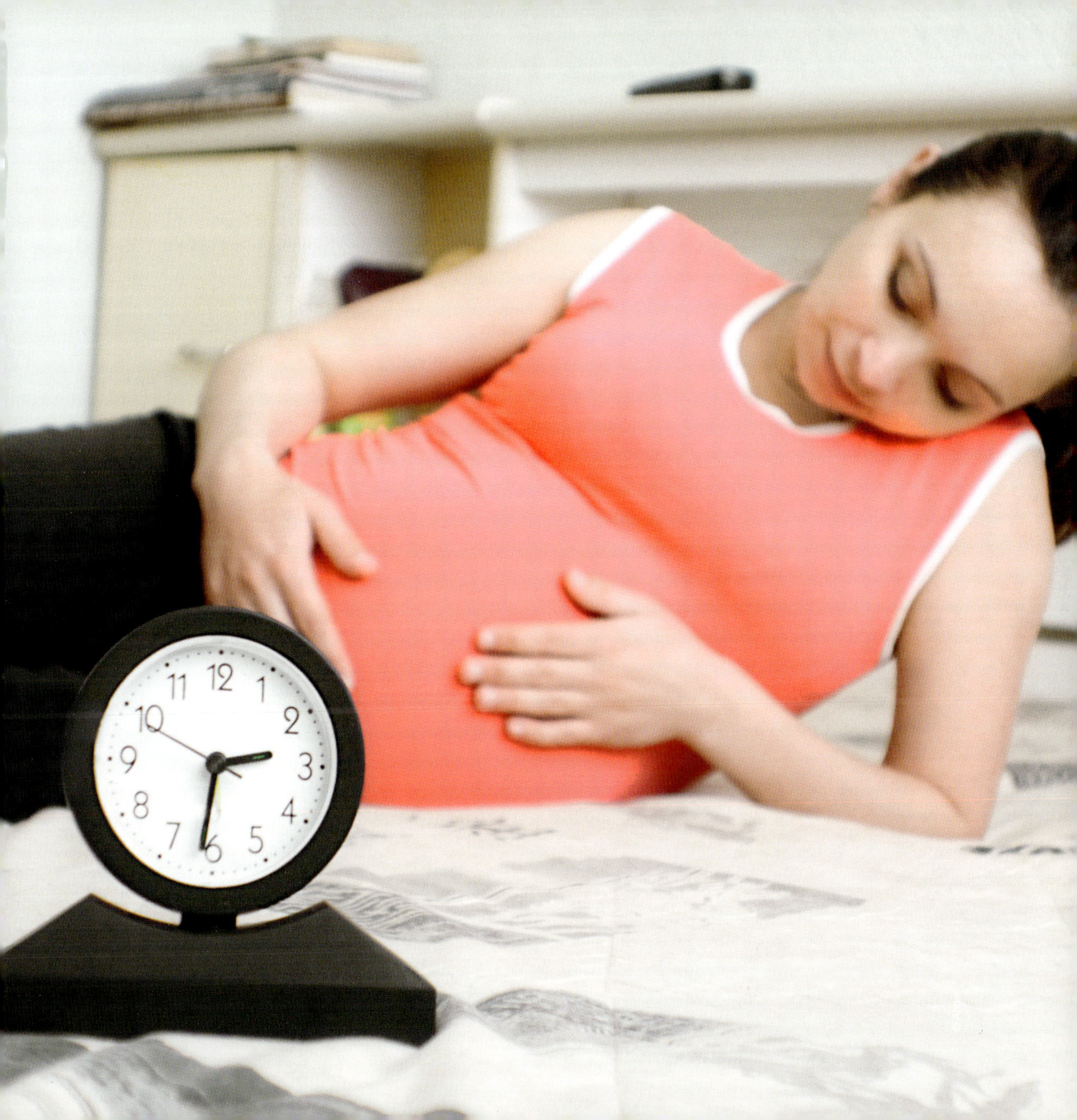

> Prévoyez l'éventualité de perdre les eaux chez vous et installez une alèse dans votre lit.

1 litre. Ce liquide permet de protéger le fœtus des bruits et des chocs ainsi que des infections qui pourraient arriver du vagin. Le bébé peut s'y mouvoir facilement et dans une température constante. Quand la poche se rompt, le liquide qu'elle contient aide à lubrifier les voies par lesquelles va passer le bébé. La perte des eaux annonce en général le début du travail mais elle n'est pas systématique et c'est parfois le personnel médical qui est amené à la percer. Prévoyez l'éventualité de perdre les eaux chez vous et installez une alèse dans votre lit. Pour être sûre que ce sont les eaux et pas une fuite urinaire, couchez-vous quelques instants et attendez. Si le liquide continue à couler, c'est bien ça ! Vous pouvez vous rendre à la maternité, le travail ne devrait pas tarder à commencer. De toute façon, vous devez vous faire examiner, votre bébé n'est plus protégé, il ne faut courir aucun risque.

Les contractions

Les contractions du travail sont très différentes de celles que vous avez peut-être déjà commencé à sentir ce mois-ci. Elles sont douloureuses et devraient aller en s'intensifiant et en se rapprochant de plus en plus. Inutile de courir à la maternité sur le champ, prenez le temps de vous assurer qu'il s'agit bien du début du travail (vous devez sentir votre ventre durcir au moment de la douleur).

Partez quand les contractions sont suffisamment rapprochées et en fonction de la distance qui vous sépare de la maternité : autant rester le plus longtemps possible dans un endroit familier où vous vous sentez bien. Les femmes qui ont déjà accouché plusieurs fois et qui maîtrisent en quelque sorte le processus prennent même un bain, en attendant le départ. Attention, si vous avez perdu les eaux, le bain est proscrit.

Quoi qu'il arrive, essayez de garder votre calme et identifiez les symptômes significatifs avant de prendre votre valise. Cependant, il est tout à fait courant, arrivée à la maternité, de se voir renvoyée chez soi n'ayez donc pas honte si cela vous arrivait !

L'ACCOUCHEMENT

- Il se déroule en **trois phases** principales.
- Le travail comprend le pré-travail et le travail actif.
- Pendant le pré-travail, **l'utérus s'efface et commence à se dilater**.
- Pendant le travail actif, **l'utérus continue de se dilater jusqu'à 10 cm**.
- C'est le **travail actif** qui est particulièrement **douloureux**.
- Quand l'utérus est dilaté, on peut procéder à l'expulsion, **c'est la naissance du bébé**.
- Il faut pousser **pendant la contraction**.
- Quelques minutes après, **les contractions reprennent pour la délivrance**, c'est-à-dire l'expulsion du placenta.
- Si le placenta n'est pas évacué en entier, il faudra recourir à une **petite manœuvre**.
- L'utérus reprend rapidement sa forme initiale grâce à des contractions appellées « **tranchées** ».

Votre accouchement

C'est l'heure, vous en êtes sûre, il n'y a plus de doute possible. Vous avez beau vous être préparée, l'appréhension le dispute à l'excitation. Que va-t-il vous arriver ?

Que vous accouchiez chez vous ou à la maternité, que vous ayez fait un plan de naissance ou pas, l'accouchement, s'il a lieu par voies basses, suit toujours le même scénario.

Révisions

La fréquence et l'intensité des contractions vous ont fait comprendre que c'était le bon moment. Les différentes fibres musculaires qui composent l'utérus ont des rôles différents pendant les contractions : l'effacement du col de l'utérus et la descente de l'enfant. Si c'est votre premier accouchement, l'effacement et la dilatation seront successifs, sinon ils seront à peu près simultanés. Les contractions tirent le col de l'utérus vers le haut de sorte qu'il se raccourcit jusqu'à se confondre avec le reste de l'utérus. La dilatation, c'est-à-dire l'ouverture du col de l'utérus jusqu'à 10 cm de diamètre prend jusqu'à 8 heures. La dernière partie du travail, de 8 à 10 cm est plus rapide (entre un quart d'heure et une heure) et beaucoup plus douloureuse. Une fois la dilatation complète, l'utérus est le vagin sont en continuité, c'est bientôt fini.

Là encore, les contractions ont un grand rôle, elles vont pousser l'enfant le long de sa progression à travers le bassin. Pendant cette traversée, le bébé va devoir effectuer quelques mouvements (notamment changer deux fois l'orientation de sa tête pour s'adapter à la forme du bassin). Les muscles du périnée et de la vulve constituent le dernier obstacle, c'est là que la mère va pousser. Le passage est facilité par la malléabilité des os de la tête et la

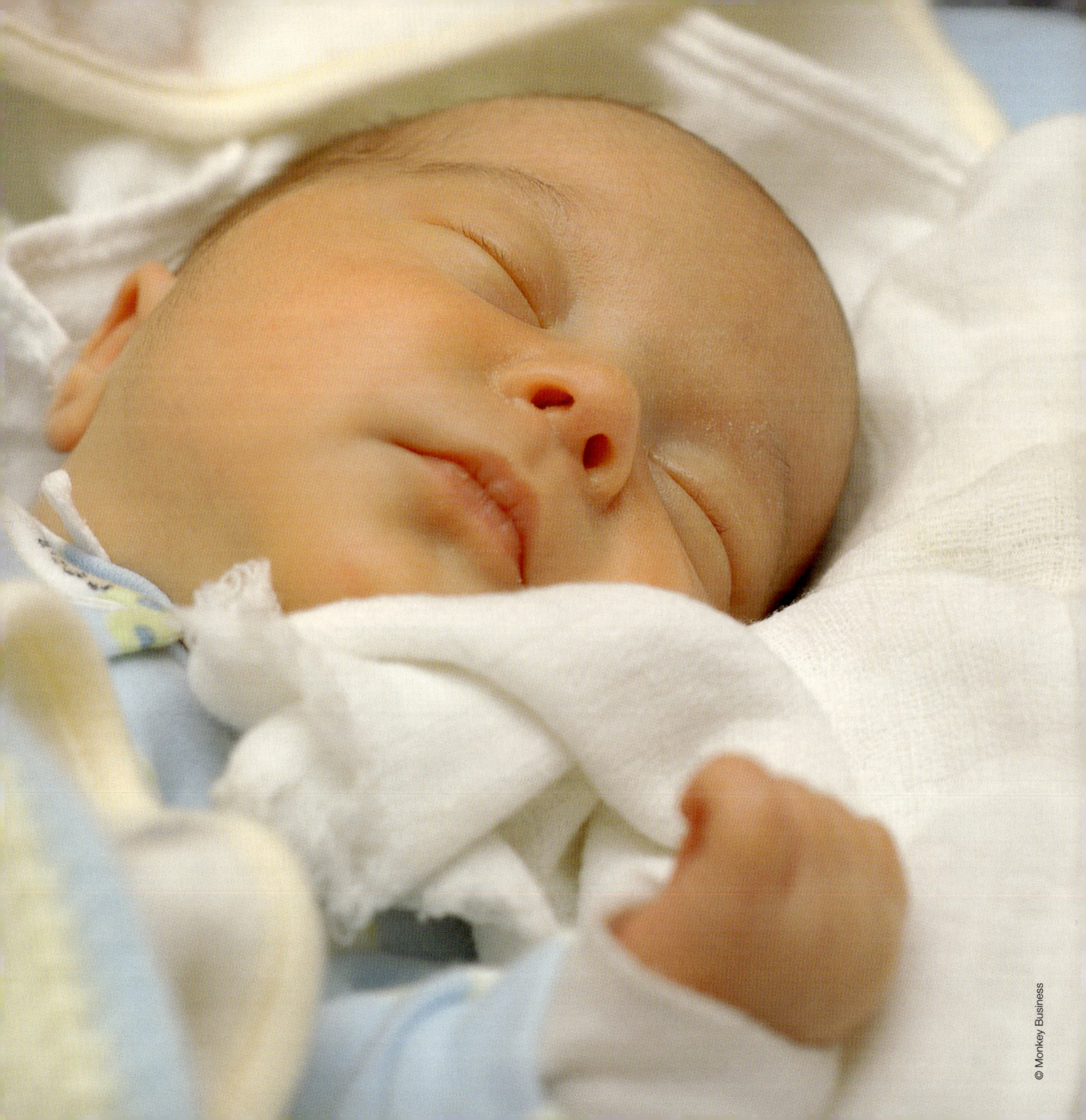

La tête est la plus difficile à passer.

souplesse des articulations du bassin. La tête est la plus difficile à passer. Une fois que c'est fait, le reste du corps vient sans aucune difficulté. Quelques minutes après l'expulsion (de 5 à 30), les contractions, plus longues et moins douloureuses, reprennent pour décoller et évacuer le placenta.

En pratique

Voilà pour la théorie. En pratique, les conditions de votre accouchement vont dépendre des dispositions que vous avez prises tout au long de votre grossesse. Si vous avez choisi d'accoucher à la maison, vous avez sans doute déjà tout préparé : vous vous êtes fait un nid confortable pour accueillir votre enfant, vous avez à proximité le matériel que vous avez jugé nécessaire, votre sage-femme et votre doula sont en route…
Si vous accouchez à la maternité, tout va dépendre des habitudes de la maison et de votre éventuel plan de naissance. Si la maternité a des protocoles « traditionnels » bien établis que vous n'avez osé négocier, attendez-vous à un accouchement assez médicalisé : perfusion, monitoring, péridurale, etc. L'avantage, c'est que vous savez où vous mettez les pieds et que tout est fait pour parer à la moindre complication. Si ce n'est pas votre premier accouchement ou si vous vous êtes intéressée aux autres façons d'accoucher, peut-être avez-vous rédigé un plan de naissance avec l'équipe médicale qui vous permettra de personnaliser un peu ce grand moment.

Et si…

Quel que soit le lieu où l'on accouche, le risque d'une complication ou de difficultés est toujours présent. Inutile de vous en faire pour autant, ceux qui s'occuperont de vous sont des professionnels dûment formés. Des difficultés lors de l'expulsion peuvent nécessiter l'utilisation d'instruments comme les forceps, deux grandes cuillères articulées au milieu comme une pince, ou encore les spatules, qui ont le même fonctionnement. La ventouse se pose sur la tête du bébé et permet d'éviter une régression dans la progression.
Si l'obstétricien le juge utile, il pourra recourir à des interventions chirurgicales, une épisiotomie pour éviter un déchirement du périnée (cette pratique est de plus en plus remise en cause), une césarienne sous anesthésie locale ou générale.
Il est important de savoir comment va se dérouler la naissance de votre enfant et d'envisager, ne serait-ce que rapidement, les complications possibles et leurs soins de façon à ne pas vous laisser prendre de cours et à rester pleinement actrice de l'événement.

ACCOUCHER, ÇA FAIT MAL !

- **L'anesthésie péridurale** est la plus populaire et la plus demandée.
- **La rachianesthésie** endort aussi le bas du corps mais elle agit très rapidement pour une efficacité moins longue, **environ deux heures**.
- **La PCA** (*Patient Controlled Analgesia*) est une pompe à analgésique que **la patiente peut actionner** elle-même pour gérer sa douleur.
- **Le protoxyde d'azote** (gaz hilarant) est parfois proposé **pour aider les femmes à se détendre**.
- **L'acupuncture** rencontre un grand succès et **la sophrologie** est plébiscitée par beaucoup de femmes.
- **La méthode Bonapace,** basée sur des recherches scientifiques sur la douleur, **nécessite un apprentissage du conjoint**.
- **Le yoga**, s'il a été envisagé comme **préparation**, pourra soulager la future maman.
- Les méthodes non-médicamenteuses ne s'improvisent pas.
- Accoucher en ayant un orgasme, c'est possible ! Renseignez-vous sur orgasmicbirth.com

LES PREMIERS MOMENTS DE VOTRE ENFANT

Vous vous êtes préparée à la naissance, vous avez suivi des cours, peut-être même avez-vous rédigé un plan de naissance. Mais avez-vous pensé à la venue au monde de votre enfant à proprement parler ?

Il est tout à fait légitime de se focaliser sur l'épreuve de l'accouchement, quitte à en oublier un peu le principal : le bébé. Ses premiers instants sont importants, il est capital que vous sachiez à quoi vous attendre et que vous exprimiez vos désirs si vous en avez. Dans l'accueil de l'enfant, comme dans tout ce qui a précédé, deux écoles s'opposent encore : les partisans du tout-médical aux protocoles bien huilés et ceux qui proposent une venue au monde plus naturelle et plus personnelle. Tout dépend de la maternité choisie et de ce que vous aurez négocié avec l'équipe médicale.

S'ASSURER DU BIEN-ÊTRE DE L'ENFANT

Tous les praticiens se rejoignent néanmoins sur le principal : la santé de la mère et de l'enfant. Quelques instants après la naissance, on évalue le score d'Agpar. C'est un test pratiqué 1, 5 et 10 minutes après l'expulsion pour évaluer les fonctions vitales de l'enfant. Elles sont notées sur 2 en fonction de 5 critères : la coloration de la peau, le pouls, la réactivité, le tonus musculaire et la respiration. Un score supérieur à 6 est satisfaisant. Si le score est inférieur mais que l'on n'observe pas de détresse particulière chez l'enfant, on refait le test. En général, le score s'améliore. Ce test est pratiqué dans toutes les maternités, il peut être fait quand le bébé est contre vous.

D'autres pratiques sont courantes mais fortement remises en cause, parce qu'elles ne sont pas indispensables quand le bébé se porte bien et qu'elles privent l'enfant de ses parents

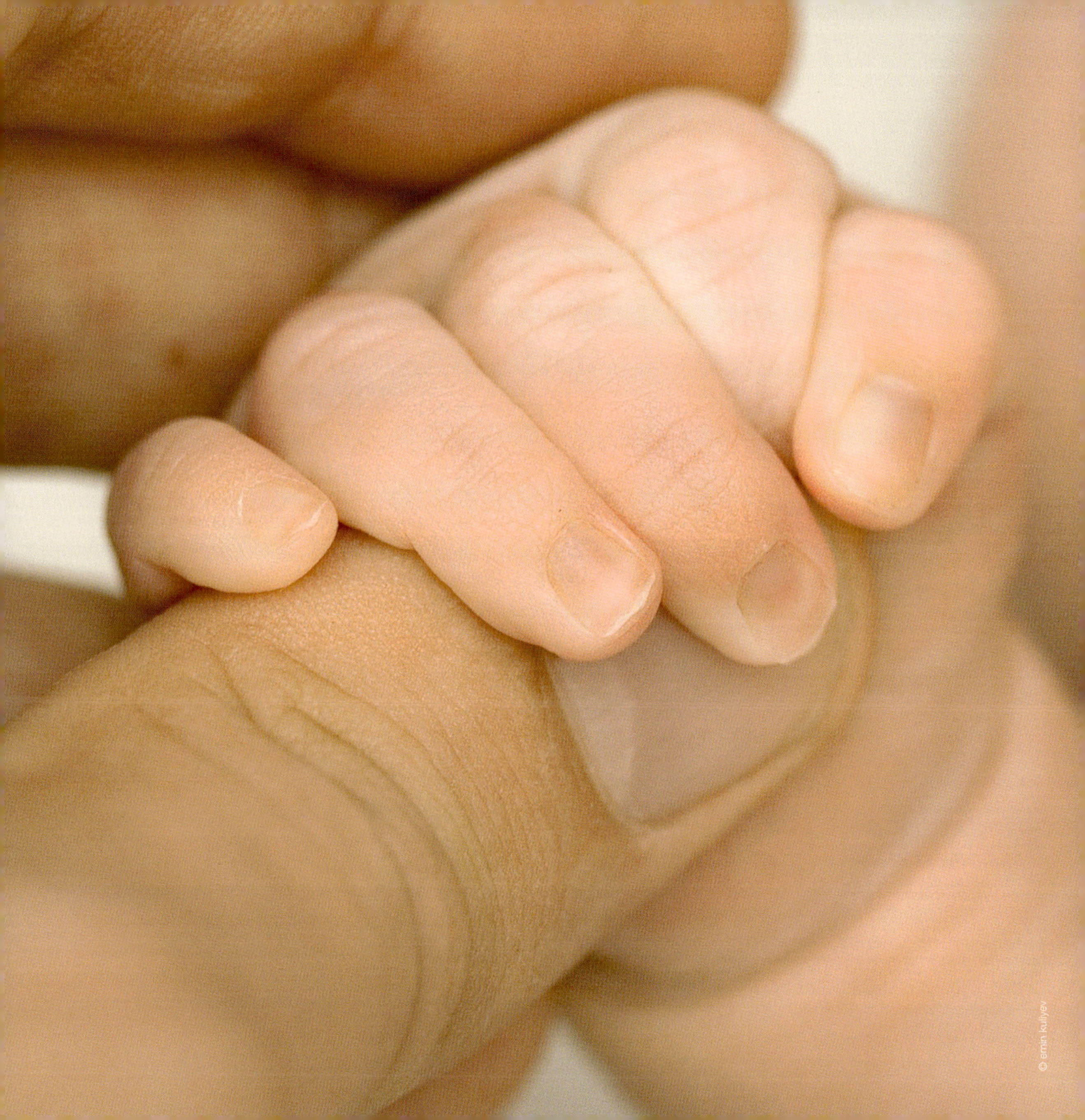

> Il arrive parfois que, sitôt né, l'enfant ne revoie pas sa mère pendant deux heures.

pendant les premières heures de sa vie. Il s'agit notamment d'utiliser des sondes pour dégager les bronches, s'assurer du fonctionnement de l'estomac et de la bonne constitution de l'anus. La pesée et la prise des mensurations sont aussi souvent pratiquées juste après l'accouchement ; il est également fréquent qu'on lave et qu'on habille l'enfant. Dans les maternités les plus « traditionnelles », il n'est pas rare que, sitôt né, l'enfant ne revoie pas sa mère pendant deux heures.

Accueillir l'enfant

Pour beaucoup de parents, il est primordial que l'enfant passe les premières heures de sa vie avec eux, dans une atmosphère intime et tendre. De plus en plus de maternités retardent donc les examens et les soins divers pour laisser le temps aux parents et au bébé de faire connaissance. Les mesures de l'enfant peuvent bien attendre et le bain n'est pas franchement indispensable. Les maternités « amies des bébés » font même en sorte de mettre l'enfant au sein de sa mère peu après l'expulsion. Ainsi, la naissance n'est pas vécue comme une douloureuse épreuve mais comme une rencontre heureuse. Pour que ces souhaits soient pris en compte, il est indispensable d'en parler à la sage-femme lors de l'établissement de votre projet de naissance. Si tout se passe bien et que la santé de votre enfant n'est pas en danger, il n'y a aucune raison pour que l'on n'accède pas à vos souhaits.

Comme votre grossesse et votre accouchement, les premières heures de la vie de votre enfant méritent réflexion. Votre conjoint et vous devez vous interroger et vous mettre d'accord sur ce que vous souhaitez pour l'accueil de votre bébé. Vous pourrez ensuite soumettre votre projet à l'équipe médicale qui, à n'en pas douter, aura à cœur de préserver ces premiers moments.

PERSONNALISER SA NAISSANCE

Dans votre projet de naissance, vous pouvez demander que :

- **la lumière ne soit pas trop vive** au moment de l'expulsion ;
- **votre bébé soit posé sur vous** à l'issue de l'expulsion ;
- il soit mis au sein **le plus tôt possible** ;
- **il ne subisse pas d'aspiration** des voies respiratoires ;
- il ne subisse aucun examen ou acte médical **sans votre avis** ;
- il reste avec vous tout le temps ;
- sa pesée et la mesure de sa taille soient **reportées** ;
- **son premier bain** soit reporté et donné par l'un de ses parents.

Nourrir votre enfant

Vous avez maintenant probablement fait votre choix sur la façon de nourrir votre enfant. Si c'est le cas, il est important d'associer l'équipe médicale à ce choix qui vous aidera à mettre en place de façon optimale le mode d'alimentation que vous avez choisi.

Beaucoup de femmes n'ont pas d'idée définitive sur la façon dont elles vont nourrir leur enfant. Comme nombre d'entre elles, peut-être avez-vous décidé d'allaiter votre bébé pour une durée que vous n'avez pas déterminée et de vous laisser le choix d'arrêter quand vous le souhaitez. Vous savez évidemment qu'il n'y a pas de meilleure nourriture pour le nourrisson que le lait de sa maman. En effet, il est spécialement fabriqué pour lui, il apporte les vitamines et les nutriments nécessaires à son développement. De plus, le colostrum produit dans les premiers jours contient des protéines et des anticorps spécialement adaptés au milieu dans lequel il vit. La composition du lait maternel s'adapte aux besoins de l'enfant suivant son âge sur le long terme mais aussi au fil de la tétée pour laisser l'enfant rassasié. Si vous avez eu la chance d'accoucher dans une maternité « amie des bébés », tout sera mis en œuvre pour vous faciliter l'allaitement. En effet, ces établissements doivent respecter une charte complète dans ce but. Dès la naissance, par exemple, le bébé est mis en peau à peau avec sa maman à laquelle on explique comment allaiter. Dans un autre type de maternité, prévenez bien l'équipe médicale, la mise au sein ne doit pas être perturbée par un autre type de stimulation. Ne vous découragez pas, il se peut que l'allaitement soit difficile dans les premiers temps. Les petits bobos ne doivent pas vous effrayer, n'hésitez pas à consulter votre sage-femme pour les soulager. Des associations

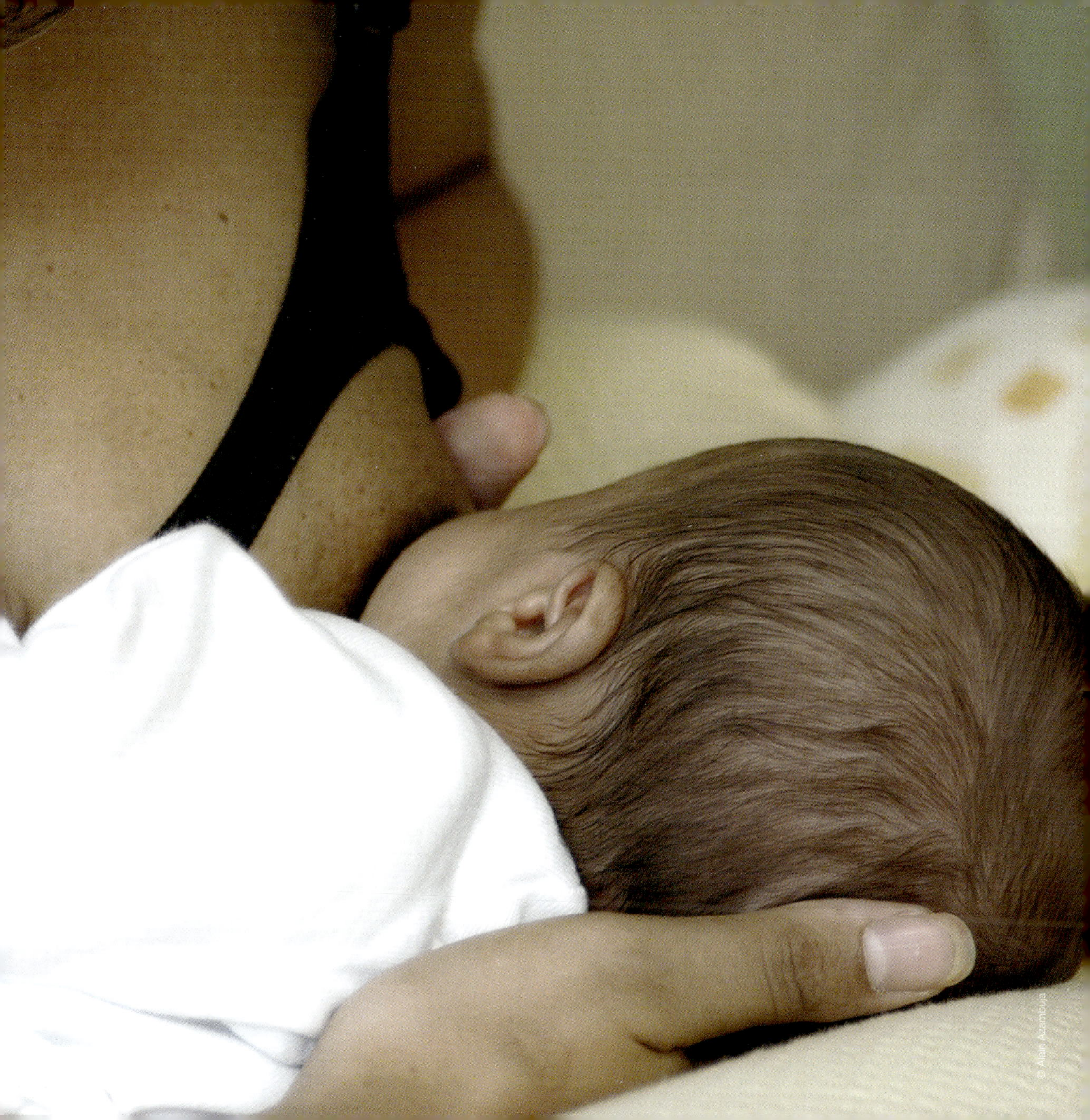

> IL SE PEUT QUE L'ALLAITEMENT SOIT DIFFICILE DANS LES PREMIERS TEMPS.

spécialisées comme la Leche League pourront également vous prodiguer des conseils. Quelle que soit la durée de l'allaitement, il sera bénéfique à votre enfant et à vous-même. Sachez que vous ne pourrez pas arrêter du jour au lendemain. Si l'arrêt correspond avec votre retour au travail, prévoyez une période de sevrage suffisante. À cette occasion, vous pouvez opter pour une alimentation mixte, le biberon pour la journée et la tétée pour le matin et le soir. Vous avez également la possibilité de tirer votre lait mais les conditions de travail ne sont souvent pas parfaitement adaptées à ce genre de pratique.

BIBERON

Peut-être avez-vous choisi de nourrir votre enfant au biberon dès le début. La qualité du lait infantile bien qu'incomparable à celle du lait maternel est sans cesse améliorée. Il en existe plusieurs sortes, adaptées à chaque âge de l'enfant et même des bio. Renseignez-vous auprès de la maternité. S'il est indéniable que le lait maternel est meilleur pour l'enfant, cela ne veut pas dire que nourrir son enfant avec du lait maternisé est mauvais. Si vous choisissez cette solution (quel qu'en soit le motif), vous n'avez aucune raison de vous inquiéter.
Ce choix requiert un peu plus d'organisation : il vous faudra prévoir un nombre de biberons suffisant et assez de lait pour ne pas vous retrouver « en rade ». En revanche, sachez que le stérilisateur n'est pas obligatoire si vous nettoyez bien le biberon rapidement après le repas, que le chauffe-biberon est accessoire et que l'eau du robinet convient parfaitement.
Les avantages du biberon sont nombreux, il permet notamment de partager la tâche (et le plaisir) de l'alimentation du bébé, pour le plus grand plaisir des papas.
Le repas est la première activité que vous allez partager avec votre enfant, il est important que la solution choisie convienne aux parents et à l'enfant. Que vous allaitiez ou que vous ayez fait le choix du biberon, il doit devenir un moment privilégié de tendresse et de complicité.

QUESTION DE MATÉRIEL

Si vous allaitez, il vous faut :

- des vêtements et des soutiens-gorge **adaptés** ;
- **des coussinets** pour les fuites éventuelles et/ou **des coupelles d'allaitement** pour recueillir le lait entre les tétées ;
- des bavoirs ;
- **un coussin d'allaitement** ou un traversin pour votre confort et celui de bébé.

Si vous avez choisi le biberon, il vous faut :

- **des biberons**, leur nombre varie selon la fréquence de vos vaisselles ;
- des bavoirs ;
- une réserve **de lait infantile en poudre** ;
- **un goupillon** pour nettoyer les biberons ;
- un stérilisateur.

Votre séjour à la maternité

Il est sans doute prévu que vous passiez quelques jours à la maternité après la naissance de votre bébé. Vous venez d'accoucher, ce n'est pas rien ! Vous avez besoin de repos et peut-être aussi de conseils.

La durée du séjour à maternité va dépendre de plusieurs facteurs : votre état de santé et celui du bébé, et les habitudes de la maternité.

Vous remettre sur pied

Pendant les quelques jours qui vont suivre votre accouchement, votre rétablissement va être suivi de près. Vous serez tous les jours examinée, parfois plusieurs fois par jour.

Votre tension et votre température seront prises tous les matins. Des examens plus spécifiques viennent compléter cette routine. Si vous avez subi une intervention chirurgicale, une épisiotomie ou une césarienne, on viendra contrôler la cicatrice et l'absence d'infection. En cas de douleurs, on vous prescrira probablement un antalgique. La sage-femme viendra s'assurer également que votre utérus reprend sa forme initiale. Là encore, vous aurez peut-être besoin de médicaments pour la douleur. Vous allez perdre du sang en abondance pendant quelques jours : l'examen éventuel de ces lochies permet de détecter une éventuelle infection.

Les médecins voudront savoir si vous avez retrouvé vos fonctions digestive et urinaire. Il faut parfois plusieurs jour pour que tout rentre dans l'ordre. N'hésitez pas à parler de vos difficultés, il est extrêmement courant que les femmes qui viennent d'accoucher mettent quelque temps avant d'aller à la selle.

Un repos tout relatif

Vous êtes là pour vous remettre, mais le lieu ne se prête pas franchement au farniente. Les lits d'hôpitaux ne sont pas particulièrement

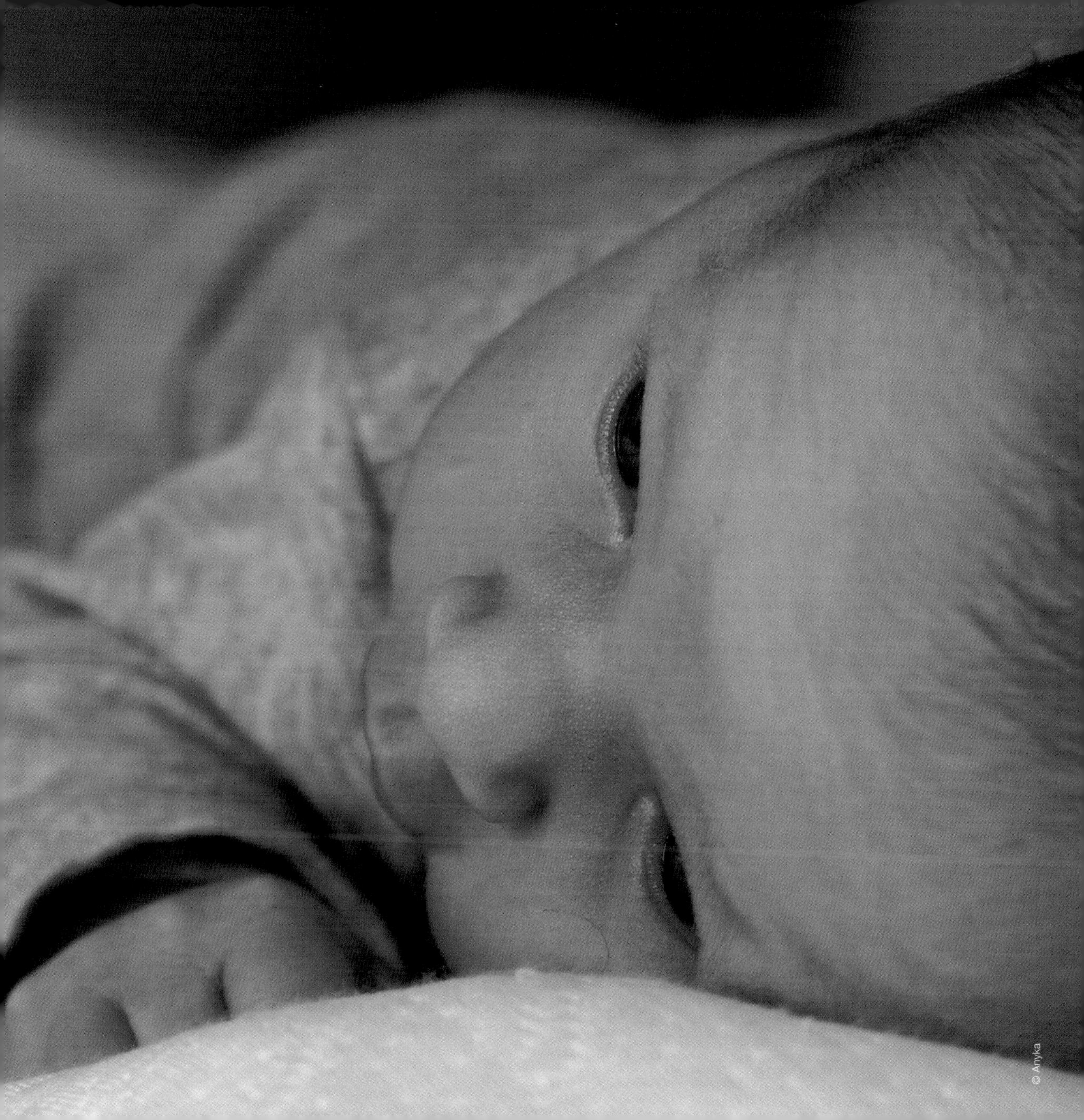

> **Le défilé des parents et amis venus admirer la petite merveille est assez fatigant.**

confortables ni propices au cocooning. Il ne faut pas oublier qu'il s'agit d'un lit une place ! Pour votre confort, pensez à apporter votre oreiller.
Quant à dormir, ce serait plus facile s'il n'y avait tous ces bébés qui pleurent, dont le vôtre ! Vos nuits sont donc plutôt agitées et ce n'est pas la journée que vous pourrez vous reposer. En effet, les soins commencent très tôt le matin. Le défilé des parents et amis venus admirer la petite merveille est assez fatigant également, pour vous, mais aussi pour votre bébé. Surtout si vous partagez votre chambre avec une autre jeune maman ! Sachez, si vous êtes vraiment exténuée, que certaines maternités offrent la possibilité de placer l'enfant en nursery, le temps de faire une dernière vraie bonne nuit de sommeil.

Votre apprentissage

Le séjour à la maternité est également très formateur. Là, sous la houlette de la sage-femme, vous allez apprendre les rudiments de votre rôle de maman.
Que vous ayez choisi d'allaiter ou de nourrir votre enfant au biberon, elle sera là pour vous expliquer le mode d'emploi. Comment faire si bébé ne finit pas son biberon ? Faut-il le réveiller la nuit pour manger ? Comment soigner les petits bobos de l'allaitement ?
Elle vous expliquera également la toilette de bébé et en particulier les soins à donner au cordon les premiers temps. N'hésitez pas à lui demander de vous conseiller en produits d'hygiène infantile, vous risquez de vous retrouver perdue devant le choix.
Elle vous éclairera aussi sur la mise en place des fonctions digestives de vote enfant, l'expulsion du méconium qui peut-être troublante pour les jeunes parents.

Des activités ciblées

Certaines maternités proposent également des ateliers spécifiques. Il s'agit d'entretiens et de rendez-vous avec des professionnels de santé : pédiatre, psychologue, ostéopathe, etc. Profitez de cette opportunité pour poser toutes les questions qui vous tiennent à cœur.
Quand le médecin et le pédiatre le jugeront bon, ils vous autoriseront à rentrer chez vous avec votre bébé. Prévoyez de quoi bien le couvrir, combinaison pilote et bonnet sont de mise, c'est sa première sortie ! Sachez que vous avez également le droit de rentrer chez vous sitôt votre accouchement terminé : il vous faudra juste signer une décharge. Une solution à réserver aux mamans les plus aguerries !

POUR UN SÉJOUR **AGRÉABLE**

Ajoutez donc à vos bagages :

- votre propre **oreiller** ;
- une petite lampe de chevet pour un plus **d'intimité** ;
- de quoi écouter de la **musique** ;
- un livre, des magazines ;
- un vase ;
- vos propres serviettes hygiéniques ;
- du thé et des gâteaux ;
- une bouteille de **champagne** ;
- vos **produits de beauté** ;
- **des vêtements** dans lesquels vous vous sentez jolie.

Le début d'une nouvelle vie

C'est la fin de l'aventure de votre grossesse et le début de celle de parents. Vous rentrez de la maternité probablement un peu perdue, il vous faut prendre de nouvelles marques.

Les premiers jours à la maison sont sans doute un peu désarçonnants. Il faut vous remettre, physiquement et émotionnellement, vous occuper de ce petit être qui réclame votre attention quasi constante et complètement réorganiser votre vie de couple, à présent une vie de famille. Peut-être votre conjoint a-t-il pris des congés pour vivre avec vous cette période de transition et de mise au point.

Votre rétablissement

Les jours qui suivent l'accouchement, vous êtes très fatiguée et c'est normal. Laissez à votre organisme le temps de récupérer ! Vous avez dit adieu aux symptômes de grossesse mais vous allez faire connaissance avec de nouveaux désagréments : vous perdez du sang abondamment pendant les cinq premiers jours qui suivent l'accouchement, des douleurs et des brûlures au niveau du périnée se font sentir, surtout si vous avez subi une épisiotomie et si vous avez des points de suture. En cas de césarienne, les douleurs autour de la cicatrice s'apaisent peu à peu. Votre utérus va retrouver sa forme initiale grâce à des contractions spécifiques qu'on appelle « tranchées », elles sont parfois assez violentes surtout si vous avez choisi d'allaiter. Dans ce cas, vous pouvez aussi ressentir des douleurs dans les seins, jusqu'à ce que l'allaitement se mette bien en place. Les pertes de lait spontanées peuvent aussi vous surprendre.

La chute du taux d'hormones peut vous faire perdre soudainement une grande quantité de cheveux. Ne vous inquiétez pas, ils repousseront normalement d'ici quelques mois.

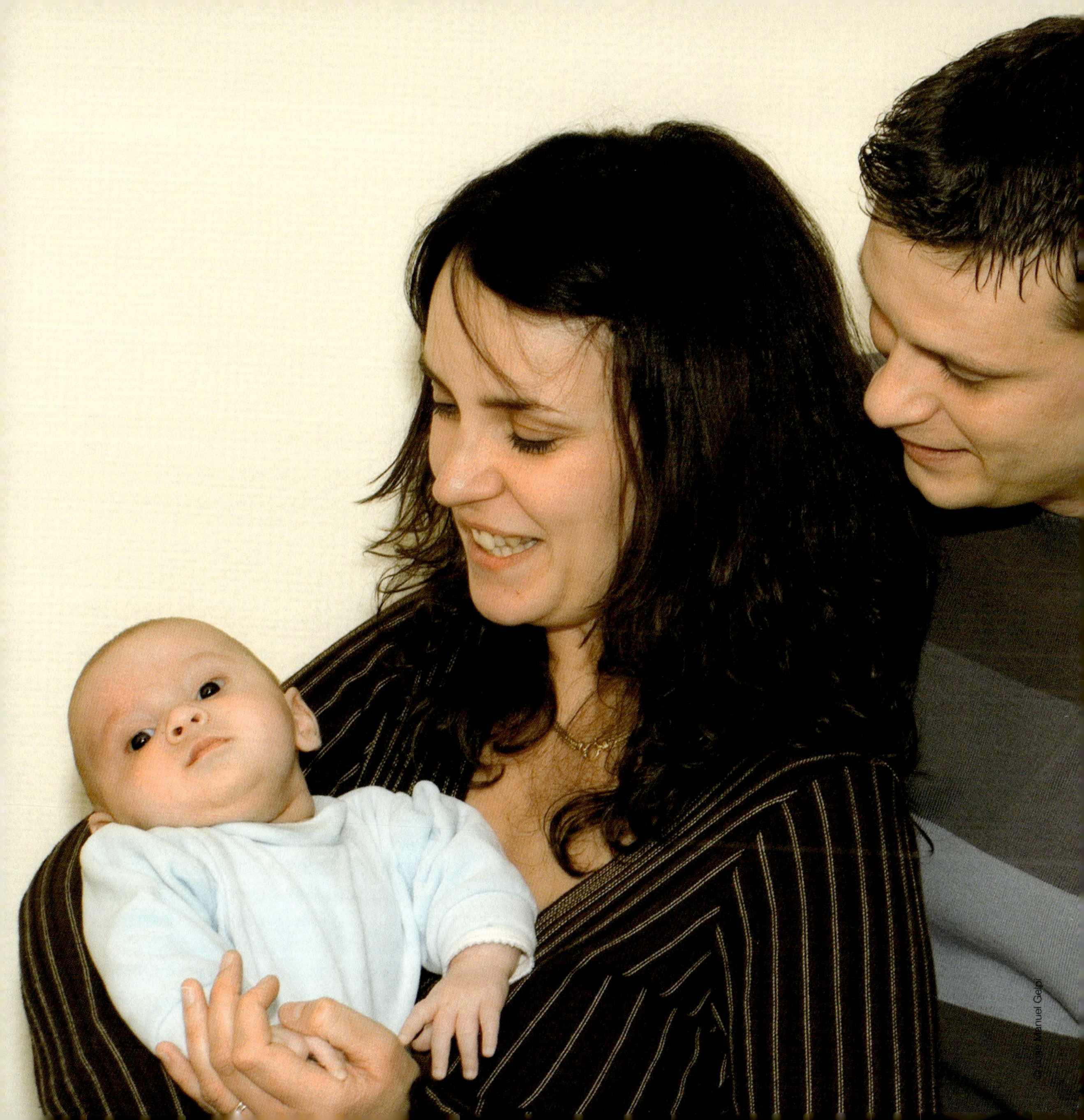
Manuel Gelpi

Est-ce qu'il mange assez ? Pourquoi pleure-t-il ?...

Lombalgies et douleurs dans les articulations ne sont pas rares. Enfin, quelques difficultés à uriner ou une légère incontinence peuvent se présenter. Tonifier le périnée doit être une préoccupation majeure dès le jour qui suit l'accouchement : le plancher pelvien a été mis à rude épreuve pendant la grossesse et l'accouchement, et pour éviter la descente d'organes, il faut le tonifier. Vous pouvez compléter votre rééducation par des exercices de contractions comme pendant la grossesse.
Pour traiter ces petits maux, un suivi médical est nécessaire : la première visite a lieu 6 à 8 semaines après l'accouchement, plus tôt en cas de césarienne. C'est l'occasion de faire le point sur la grossesse, le déroulement de l'accouchement, et de prévoir une contraception pour la suite.

Bébé

Les doutes de la femme enceinte ont sans doute fait place à ceux de la jeune maman. Est-ce qu'il dort assez ? Est-ce qu'il mange assez ? Ses selles sont-elles de la bonne couleur ? Pourquoi pleure-t-il ? Autant de questions auxquelles il va vous falloir un peu de temps pour répondre. Ne vous mettez pas la pression, tous les jeunes parents sont un peu perdus les premiers jours. Suivez votre instinct, c'est souvent la meilleure des solutions. Personne ne se moquera de vous si vous préférez harceler le pédiatre au moindre doute, l'essentiel est que vous soyez rassurée et que votre enfant soit en bonne santé. De toute façon, votre enfant va être suivi sérieusement la première année de sa vie : en effet, neuf visites médicales obligatoires sont déjà à son planning. Ne négligez pas ces rendez-vous, ils sauront vous rassurer et vous permettront de conserver vos droits aux prestations familiales.

Entre rires et larmes

Il est assez probable que vous souffriez d'un coup de cafard. C'est tout à fait normal et plus de la moitié des femmes le ressentent. Le baby blues est en général de courte durée, il dure rarement plus de deux jours. Pour retrouver le sourire, n'ayez pas peur de vous exprimer et de demander de l'aide. Changez-vous les idées ; si c'est vous éloigner des couches et des biberons dont vous avez besoin, faites garder votre enfant et offrez-vous une soirée en amoureux. Attention, si le malaise s'installe, il faudra consulter.
Le retour à la maison marque évidemment un grand changement dans la vie de votre couple. C'est beaucoup d'organisation, de nouveaux réflexes, de nouvelles angoisses… mais aussi de nouveaux éclats de rire, câlins et bonheurs.

FACILITEZ-VOUS LA VIE :

- Répartissez-vous **les tâches**.
- Ne restez pas **seule**.
- N'hésitez pas à **demander de l'aide**.
- Faites-vous **livrer les courses**.
- Prévoyez une **grande quantité** de layette et de couches.
- Changez-vous les idées.
- Ne vous laissez **pas envahir**.
- Communiquez vos doutes **à votre compagnon**.
- Si vous alimentez votre enfant au biberon, souvenez-vous que la stérilisation n'est pas obligatoire **si vous nettoyez correctement le biberon après chaque repas** et que l'eau du robinet, sauf contre-indication, convient parfaitement.